胃がん・大腸がん

一緒に考えましょう，あなたの治療

知識と対話で人生は豊かになります

弘前大学大学院医学研究科腫瘍内科学講座教授

佐藤 温 著

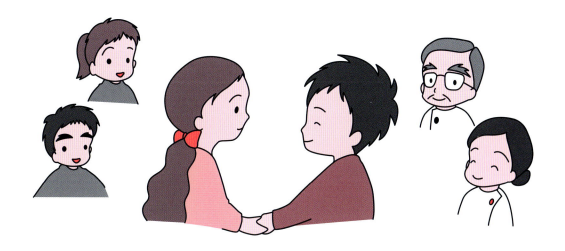

ヴァン メディカル

はじめに

　ここ何年もの間，新聞やテレビでは「がんにならない生活習慣」「がん検診を受けよう！」などの記事から，がんをカミングアウトした著名人のニュースまで，毎日必ずと言っていいほど「がん」に関わる話題が取り上げられています。もはや「がん」は「特別な病気」ではありません。

　実際，社会の高齢化が進む現在，わが国では2人に1人が「がん」に罹り，3人に1人が「がん」で生涯を閉じられています。ほんの一世代前までは，「がん＝死」であり，患者さんに病名告知が行われることはありませんでしたが，現在「がん≠死」となり，がん治療を受ける全患者に病名告知が行われております。まさに隔世の感があります。とは言え，「がん」が依然として手ごわい病気であることに今も変わりはありません。こんな状況の中だがらこそ，**私たちは「がん」に向き合わなければなりません**。そしてそのために，**私たちはみな「がん」を理解する必要があります**。すでに全国の小・中学校および高校では「がん教育」も行われるようになりました。

　一方，近年がん治療の研究はかつてないスピードで進歩し，新しい薬や治療法の形となって臨床現場に続々と登場してきています。同時に，患者さん本位の医療を重要視する考え方も確立されてきました。以前なら長期の入院を余儀なくされた治療も今では通院で行われ，「がん」を抱えながら仕事を続けたり，家事をしたりと，健康な人とあまり変わらない生活も営めるようになりました。「がん」を受け入れて**自らの人生を豊かに送る時代となったのです**。古代ギリシャの哲学者ソクラテスの「なによりも大切にすべきは，ただ生きることではなく，より良く生きること」という言葉がいよいよ現実となってきました。がんを理解して，がんと向かい合って，そしてがんを受け入れることに対して「医療」は惜しみない支援を続けていきます。

　あなたやあなたの大切な方が受けられるがん医療を「最善の医療」とするためには，患者さん自身，ご家族，そして医療者が一丸となった「共同作業」が必要不可欠です。その共同作業に必要な**「患者力」**を高めて頂く一助になればと思い，本書を書きました。

　たくさんのつらさを抱えても，笑顔になれます。私が医師になり，がん医療に携

わって30年が過ぎましたが，その間ずっと，患者さんやそのご家族と悲しんだり，泣いたり，時には怒ったり，でも喜んだり，そして笑ったりしながら一緒に医療を作り上げてきました。医療は，患者さんが受けるものばかりではありません。私たち医療者も，患者さんやご家族から多くの大事なことを教わり，いつも力づけられています。例えがんを抱えている現実が変わらなくても互いにより良い関係性を築くことができ，それが少しでもみなさんの幸せにつながればと願ってやみません。

　ところで，本書を読まれるにあたり，ひとつだけお断りしておきたいことがあります。この本の内容は，医師の立場で「本当のこと」を包み隠さず記しました。ですから，読まれる方によっては，かなり厳しいと感じられる部分もあるでしょう。でも，現実に向かい合って，受け入れて，そして乗り越えていかれることを私たち医療者は信じているんです。どうかお汲み取り下さい。

　本書は，胃がんと大腸がんが中心の解説書です。しかし，その内容のほとんどはすべてのがんに通じるものになっております。どうぞ，お手に取って興味のある頁から開いてお読み下さい。

2019年2月

弘前大学大学院医学研究科腫瘍内科学講座　佐藤　温

目　　　次

1. 「胃がん・大腸がんです」と告げられたあなたに必要なことは何でしょう？

①がんとは，そもそもどんな病気？ ……………………………………………… 10
②医療者とのギャップをできるだけ少なくするための知恵とは？ …………… 12
③診断は聞きました。どうしたら良いでしょうか？ …………………………… 15

2. 今，あなたのがんに対する最適な治療は何でしょう？

①まず，わたしは一体何がんなのか？ ………………………………………… 18
②ステージ（病期）で何が分かるのか？ ……………………………………… 19
③何のために治療するのか？　治療の目的は何？ …………………………… 20
④本当に，この治療でいいのだろうか？ ……………………………………… 21

3. どんな治療法があるのでしょうか？

①病巣を切除してがん細胞を取り去る―手術 ………………………………… 24
②手術直後から行う「薬の投与」―術後補助化学療法 ……………………… 26
③放射線を当ててがん細胞を「焼き切る」―放射線治療 …………………… 28
④薬を使ってがん細胞を攻撃したり，増殖できなくする―抗がん薬治療 … 29
⑤がんに伴う痛みなど，つらさを取り除く―緩和医療 ……………………… 31

4. 一緒に考えましょう，あなたの治療のこと

①治療するんだったら，早いほうがいい。すぐにしてほしい ……………… 34
②手術は怖いし傷が残る。薬で治せるなら，ぜひそうしたい ……………… 35
③放射線治療で治すわけにはいかないのだろうか？ ………………………… 36
④私が仕事を/家事を休むわけにはいかない。手術は，難しい …………… 37
⑤主治医から CV ポート留置を提案されました。とても心配です ………… 38

⑥副作用は我慢するし高くてもいい。一番効果のある抗がん薬を使ってほしい
　　……………………………………………………………………………………… 39
　⑦先生を信用しているから，全てお任せします……………………………… 40
　⑧(高額医療費制度は知っているけれど）どうせなら，
　　家族に少しでも財産を遺したい……………………………………………… 42
　⑨今回は治っても，どうせいつかは死ぬんです。
　　痛みだけをなくしてくれれば満足…………………………………………… 43
　⑩「臨床試験」に参加したいと思うが，これは「賭け」なんでしょうか？……… 45
　⑪「免疫治療」という方法があると聞きました。
　　自分に合っているように思います…………………………………………… 48
　⑫転移したところも含めて全部切除した方が良いのではないでしょうか？…… 50

5. 薬を使ったがん治療のこと，もう少し詳しく

　①薬を使ったがん治療で，副作用とどう付き合ったら良いのでしょうか？…… 52
　②21世紀に入ってから，薬を使った治療は大変な進歩を遂げました………… 54
　③ひとりひとりの体質に合った治療ができるようになりました……………… 55
　④ほとんどの治療が，通院でできるようになりました………………………… 56

6. がんによる苦痛や薬の副作用は和らげることができます

　①がんによる「痛み」は，こうやって軽くできます…………………………… 58
　②薬を用いた治療による，色々な副作用への対策は万全です
　　❶好中球の減少（免疫力の低下）による発熱には，こう対応します……… 60
　　❷吐き気（悪心）や嘔吐には，こう対応します………………………………… 61
　　❸下痢や便秘には，こう対応します……………………………………………… 63
　　❹身体のだるさ（倦怠感）には，こう対応します……………………………… 64
　　❺食欲不振には，こう対応します………………………………………………… 65
　　❻脱毛には，こう対応します……………………………………………………… 66
　　❼皮膚症状（発疹，発赤，ただれ，シミなど）には，こう対応します……… 67
　　❽薬に対するアレルギー反応などには，こう対応します……………………… 69
　　❾口内炎には，こう対応します…………………………………………………… 71
　　❿しびれには，こう対応します…………………………………………………… 74
　　⓫その他にも合併症を起こすことがあります…………………………………… 75

③治療中，不安な気持ちになったら，まずは誰かに相談しましょう …………77

7. 「がんが消えたあの食品！」本当に信じていいの？

　　①「代替医療」という言葉を知っていますか？ ………………………………80
　　②「健康食品」という言葉を知っていますか？ ………………………………82

8. 安全・安心な闘病期間を過ごすための知識

　　①在宅で，安心な治療を受けるためには？ ……………………………………86
　　②主治医・医療機関と，どう連絡を取り合っていくか？ ……………………88
　　③実際に「在宅医療を受けよう」と思った時，どうしたらいいのか？ ………89

索　　引 …………………………………………………………………………91

1

「胃がん・大腸がんです」と告げられたあなたに必要なことは何でしょう？

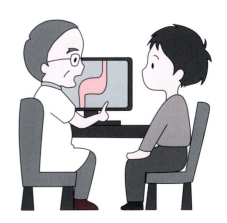

1 「胃がん・大腸がんです」と告げられたあなたに必要なことは何でしょう？

①がんとは，そもそもどんな病気？

ヒトの身体は，細胞で成り立っています

　生物の身体はみな「細胞」で構成されています。もちろん私たちヒトも例外ではなく，細胞の集合体なのです。この細胞の大きさは，1つが10～30μm，つまり1mmの1/100程度と大変小さいものですが，私たちヒトの身体は，この小さな「細胞」が，約37兆個集まってできていると言われています。37兆個というのが一体どのくらいの数か，想像がつくでしょうか？　今，地球全体での人口が73億人ですから，世界の人口の約5,000倍強です。私たちはみんな，初めは精子と卵子の結合した，たった1つの細胞「受精卵」から細胞分裂を繰り返し，胎児から幼児へと，細胞の増殖を伴って成長していきます。そして大人になる時には，37兆個もの細胞の集合体になっているというわけです。
　では，細胞は限りなく増えていくのかといえば，そういうわけでもありません。大人になると成長は止まります。そう，細胞は増殖してある程度の数まで増えてしまうと，あとはその数が維持されるようになるのです。

がんとは，がん細胞が増え続ける病気です

　正常な細胞には，増殖を「制御」する機能という仕組みが備わっています。しかし，これからこの本で述べていく「がん」という病気の主役である「がん細胞」は，身体や周囲の状況を無視して増え続けていく性質を持っています。それこそ限りなく増え続けるので，どんどん数を増し，周囲の大切な組織を侵していったり，血液やリンパを介して遠く

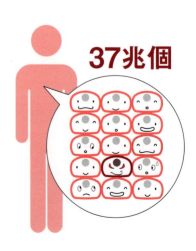

の臓器に転移したりして,ついには身体のあちこちで生命の維持が難しくなるほどの機能障害を引き起こしてしまいます。

「がん」とは,細菌やウイルスのように外界から身体に入って悪さをするものではなく,もともと自分の身体の一部だった細胞の1個が,「がん化」するところから始まるわけです。つまり,がんという病気は外界からの侵略ではなく,自分の身体の中からの反乱と考えると分かりやすいかもしれません。

身体の中にがん細胞ができると？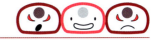

1個のがん細胞は,2個,4個と,倍々に増え続けていきます。これが1億個程度に増えると,おおよそ1 cmくらいの大きさになり,やっと私たちの目にも見えるようになってきます。この程度の大きさのがんを「早期がん」と呼びますが,実はこの状態になるまでには数年という時間がかかります。そしてそこからの増殖速度は急激に早くなり,その後2〜3年で周囲へ浸潤,転移してくるようになります（下図）。したがって,がんは早い段階で見つけることができれば治癒も望める病気です。しかし,一旦全身に拡がってくると残念ながら治す術はありません。

細胞のがん化は,「老化」と密接な関係があります。ですから,世界一の長寿国であり,高齢化社会が進む日本でがんが多いのは,ある意味仕方のないことかもしれません。もちろん,一番いいのはがんに罹らないことですし,仮にがんになったとしても早い段階で見つけ出し,治すことができればそれに越したことはありません。しかし,厄介なことに早期のがんには自覚症状が全くと言っていいほどありません。このために,すでに全身に進行してしまってから,がんの診断を受ける方々がおられるのも現実です。そんな方々にもこの本を読んで頂きたいと思います。

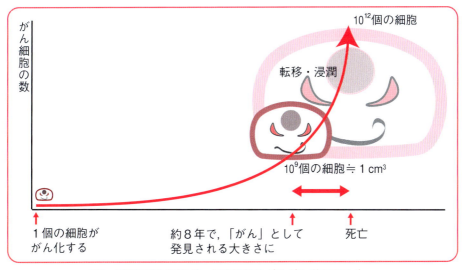

図　1個のがん細胞が,加速度的にどんどん増えていく…

1 「胃がん・大腸がんです」と告げられたあなたに必要なことは何でしょう？

②医療者とのギャップをできるだけ少なくするための知恵とは？

医師の常識，患者さんの常識

　医療者，特に医師の「常識」と一般の方々の「常識」にはかなりの違いがあります。
　医師は大学入学から研修医の時代を含めて10数年，臨床現場で常に専門教育ばかりを受ける環境の中で過ごして独り立ちします。一般常識を欠くことから「医師あたま」と揶揄されることもありますが，だからこそ患者さんの訴えだけでも瞬時に診断から治療，そしてその後の経過までの道筋や計画を描く能力があります。
　一方，一般の方々の医療知識は，身近に病気を感じてから本を読んだりして得たものです。でも，患者さんはこれまで生きてきた人生という長い長い物語の中に，ご自身の常識を持たれています。医療者と患者さんの間には画然とした「常識」の溝やギャップがあるのです。
　実はここがポイントです。医療者は「がん」を専門的医学知識で解釈し，患者さんはご自身の人生という物語で解釈します。互いに折り合うところにしか正解はありません。医療者とのギャップを埋めるためには「対話」が必要です。私たち医療者も医療情報をできるだけ理解してもらえるよう努力しておりますので，是非，患者さんもご自身のことを医療者に伝える**患者力**を身につけて下さい。

医師の「治る」と患者さんの「治る」

　特に痛感するのは言葉の問題です。一般の方々の使う言葉と医療者の使う言葉は，時として意味が異なることがあります（医療者の間でも異なる使い方をすることがあります）。
　がんの場合，「治る」の意味が大切です。がんに限らず，病気が完全に治ることを，治癒とか完治（完全治癒）と表現します。これは一般の方でも医療者でも同じように使います。一方，「治る」という言葉は曖昧な意味で使用されることがあります。
　がんという病気は，一旦治っても再度悪化してくることがあります。「目に見える悪いところを，手術でみんな取り切って」も，実はまだ目に見えないがん細胞が身体に残っている場合があるからです。医療者は，この状態を「治癒」とは表現しません（「一応のところ治りました」などの表現がよく使われるようです）。目に見えないがん細胞が残っている場合は，ある一定期間経ってから再発する可能性があるので非治癒という言葉を使います。しかし，一般の方は「がんを全部取り切った」と聞いて「治癒したんだ」と思われることも多く，このあたりで残念な誤解が生じてしまうことがあるのです。医療者と患者さん・ご家族が十分に話し合い，互いに理解することが大切です。また，患者さんからは「少し

でも良くなりたい」という話をよく耳にします。この言葉の意味も，患者さん個々人で異なってきますので，「良くなる」という言葉の意味するところをじっくり話して医療者に理解してもらう必要もあります。

医師に病状をうまく説明する―これが患者力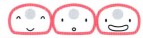

　例えば，「痛み」を正確に説明するのは案外難しいものです。痛みは患者さん自身が感じる主観的症状なので，患者さんから「痛い」とだけ言われても，医療者はそれがどんな痛みなのかを正確に理解できません。逆にうまく説明してもらえると，すぐに診断や治療方針につなぐことができます。例えば，こんなことを知っていると少し得するかと思います。

①どこが痛むのか？　「頭が痛い」「お腹が痛い」「左脚が痛い」など
②いつから痛むのか？　「昨日の晩から痛い」「2週間前から痛い」など
③どのように痛み始めたのか？　「突然痛くなった」「徐々に痛くなってきた」など
④どの程度痛むのか？　「すごく痛い」「ちょっとは我慢できるくらい」など
⑤どのような痛みなのか？　「鈍い痛み」「刺すような痛み」など
⑥どのくらい続くのか？　「ずっと同じように痛い」「時々痛みが繰り返す」など
⑦どうして欲しいのか？　「すぐ痛みを取って欲しい」「心配なだけ，薬はいらない」など

「痛み」のことだけでもこんなに説明しなければならないのかと驚かれるでしょうか？でも，これらは診断を正確に行うために必要な情報です。主治医は診察の中でこれらをうまく聞き取ってくれると思いますが，事前にきちんと説明できるようにしておくのも大事なこと。そして，それが**患者力**なのです。

　特に大切なのは，痛みの程度と性状です。痛みの程度は，下図のような「スケール」を使って聞かれることが多いと思います。これは，痛みが全くないのを「0」，これ以上は考えられないほどつらい痛みを「10」として，今の痛みを10段階の数値で示してもらうもの

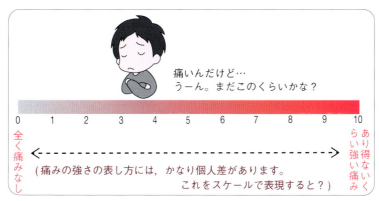

図　痛みの強さを表現する「スケール」

です。治療効果を測るために必要な情報ですが，最初はどなたもなかなか慣れずに表現し難いようです。ポイントは「10」が「あり得ないくらいの痛み」と想定してもらうと良いかと思います。また，痛みに限ったことことではありませんが，「日常生活への支障」と絡めて説明されると理解してもらいやすいかと思います。

　もうひとつは痛みの性状です。例えば次のような言葉で説明してみて下さい。皆さんの住まわれる土地の方言を使っての説明も大変有効です。

- 「鋭い」「ナイフで切られたような」「ヒリヒリ」「ズキズキ」「脈打つような」「ズキンズキン」「うずくような」「しみる」
- 「鈍い」「重い」「ズーン」「ギューッとした」「圧迫されるような」
- 「電気が走るような」「ビリビリ」「チリチリ」
- 「座禅の後のしびれのような」「ジンジン」「チクチク」「締め付けられるような」「焼けるような」「針で刺すような」「ひきつるような」「突っ張るような」

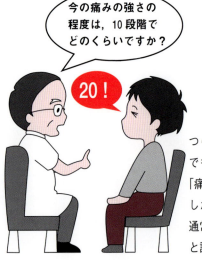

つらい気持ちを込めた表現ということはよく分かります。でも，この場合は0から10までの数字でお答え下さい。「痛み10」とは我慢できない痛みではなくて，今まで経験したことがないほど強い「我慢できない」痛みのことです。通常，医療者は「痛み5」以上と言われたら，「大変だ！」と認識してすぐに対応を始めるでしょう。

1 「胃がん・大腸がんです」と告げられたあなたに必要なことは何でしょう？

③診断は聞きました。どうしたら良いでしょうか？

驚かれたこと，不安なことをお話し下さい

　正直な話，「あなたは"がん"です」と伝えられて平静でいられる方はほとんどおられません。多くの方は，「頭が真っ白」になったと話されます。ですから，診断を聞きに行く時は，ご自身おひとりではなく，ご家族や信頼している方とご一緒されることをお勧めします。高齢化の進んだ今の日本では，2人に1人ががんを患い，3人に1人ががんで命を落とす状況です。そう考えると，一昔前に比べれば，がんという病気はずいぶん身近になってきていることをお感じの方も多いかと思います。しかしそれを冷静に考えられるのはあくまでも他人ごとの場合。ひとたび自分のこととなると，落ち着いていられるわけがありません。例え頼りになるご家族に囲まれていても，不安で押しつぶされそうになることもあるでしょう。そんな時には是非，担当の看護師や医師たちに声を掛けて下さい。病院によってはがん相談室や医療相談室といった特定の部署があります。まずひとこと，「不安なんです」とお伝え下さい。ご自身のことを色々と話しているうち，頭の中が整理されてくることもあるものです。落ち着いた気持ちは，家族や友人といった大切な方々，そして医療者など，人との関わりの中で生まれます。みんなが見守ってくれている状況に気が付いたら，心を少しだけ開いてみましょう。がんと告げられて人生観が変わったとおっしゃる方々が多くおられます。

少し落ち着かれたら，治療のことを考えましょう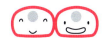

　「医師あたま」の立場から言えば，まずは治療目標の確認から始めましょう。前項でもお話した通り，あなたのがんが治癒を望めるものなのか，それが難しいものなのかを知りましょう。治癒のチャンスがあるのなら，医療者が提案する治療計画も受け入れやすいと思います。具体的に言うと，胃がんや大腸がんの場合，手術で治癒が見込める状況なら，まず手術をお勧めします。治癒が期待できない状況の場合は，治療と同時にその後のご自身の人生についても考えていくことが大切になります。あなたの望まれる人生を満喫するためには，医療者からのアドバイスが必要ですが，何と言っても一番大切なのはご自身の価値観です。全てを医師任せにせず，あなたの望む治療についてお話し下さい（この内容は，後の項で詳しく紹介していきます）。

情報を集めてみましょう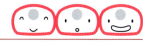

　情報を集めてみることはとても大切です。情報を集めることで心配や不安が消えること

もよくあります。また，医師と対話を続けるうちに，互いにより良い情報交換ができるようにもなるでしょう。その意味で情報，つまり「知ること」は「力」になります。今，必要な情報が何かを考えるうちに，ご自分の希望がはっきり分かってくることもあるのです。この本もその情報のひとつとして，お役に立てばいいのですが。

ところで情報といえば，最近はインターネットで簡便に情報を得ることができます。まずはこれを使って…という方も多いでしょう。でも，インターネットの情報は信頼できるものばかりではありません。残念なことに，医学的にみて明らかに間違った情報が堂々と述べられているサイトもあれば，患者さんのつらい気持ちに取り入ろうとする人たちが立ち上げているサイトもあります。

そこで，多くの医療者が勧めているのが，国立がん研究センターが配信している「がん情報サービス」（https://ganjoho.jp/hikkei/home.html）です。まずはそこから調べてみては如何でしょうか。他に，各都道府県でも同様の情報を発信するホームページを持っています。是非，ご自身が住まわれる地域の情報も取り入れてみて下さい。

余命3ヵ月と告げられたら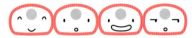

これは最もつらい言葉です。でも，これは情報であって運命ではありません。そこだけは取り違えないようにして下さい。医師から「あなたの余命はあと3ヵ月です」と告げられた時，試しに「私はきっちり○月に死ぬのですね」と聞き返してみて下さい（そんな余裕がないことは分かっていますが）。「はい」と答える医師はいないと思います。「それは分かりません」が普通です。医師は神様ではありませんので，人の運命までは分かりません。

この余命について少し説明させて下さい。

過去の臨床試験の結果から，抗がん薬治療を行わなかった切除不能再発胃・大腸がんの患者さんの生存期間のデータが集積されています。患者さん100人のデータはもちろんバラバラ。短い方からとても長い方まで様々です。その中から51番目の患者さんのデータを「生存期間中央値」として目安に使っているのです。切除不能再発胃がんの患者さんの生存期間中央値が3〜4ヵ月であり，切除不能再発大腸がんの患者さんは6〜8ヵ月であったことから，胃がんでは余命3〜4ヵ月，大腸がんでは余命6〜8ヵ月という表現になっているのです。でも，理解していただきたいのは，生存期間中央値はあくまで51番目の人のデータですから，実際に数値が運命になる方は1/100です。それよりも短いかもしれないけれど長いかもしれません。そして，抗がん薬を含む治療は，それを延ばすための作業となるわけです。

医療者の誰しもが，患者さんが充実した人生をより長く過ごされることを願って診療していることは忘れないで下さい。余命告知は死の宣告ではなく，あくまでも「病状説明のひとつ（情報）」なのです。しかし，では医療者はなぜ患者さんにとってつらい情報を伝えなければならないのでしょうか？　それは患者さんが，ご自身の人生をご自分の希望（意思）に沿って生きられるための，最善の治療法を選んで頂きたい，という想いからなのです。患者さんが治療法を選ばれるにあたっては，医療者も全力でお手伝いします。

2

今，あなたのがんに対する最適な治療は何でしょう？

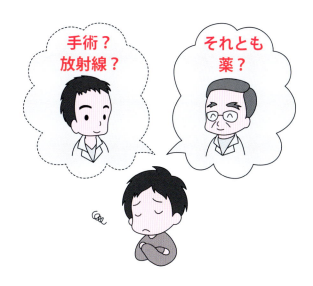

2 今，あなたのがんに対する最適な治療は何でしょう？

①まず，わたしは一体何がんなのか？

がんの名前は「最初にどこにできたか」で決まります

　胃や大腸は筒のような形をした管腔臓器です。がんはその内側（内腔側）の粘膜から発生しますので，進行すると内側で拡がるのと並行して外側にも**浸潤**していきます。さらに進行すると，がん細胞がリンパ管や血管を通じて全身に拡がっていきますが，これを**転移**といいます。医学用語では，最初にがんが発生した臓器を**原発巣**と呼び，転移した臓器を**転移巣**と呼びます。なお，転移がある胃がん，大腸がんはすでに進行がんということになります。

　ところで，胃に発生したがんは胃がん，大腸に発生したがんは大腸がんといわれますが，これが肝臓に転移した場合，肝臓がんとは呼ばず「肝転移」といいます。同じく，肺に転移したものは「肺転移」と呼ばれます。診察をしていると時々，「祖母は，最初は胃にがんができて，そのうち肝臓がんと肺がんになってしまった」などの話を聞くことがあります。これは医学的な表現では，「原発の胃がんが肝臓および肺に転移した」ということになります。

転移したがんには，原発のがんに準じた治療を

　時々「先生，肝臓に転移したら肝臓がんの治療をするんですよね？」と質問されます。がんはその発生母地（最初にできたところ）で性格が決まります。ですから，転移した先の臓器でも元々のがん（原発がん）の性格は変わりませんし，その治療も原発がんに対するものが有効なのです。原発性の肝臓がんには肝臓がんの，肝臓に転移した胃がんには胃がんの，そして大腸がんの肝転移には大腸がんに対する薬物療法を行います。抗がん薬治療を行う場合は，どの臓器に転移しても原発がんへの治療が選択されることになります。

　まず大切なのは，正確な診断です。胃がんと大腸がんの場合は，内視鏡検査時にまず肉眼的にがんと診断します。専門医であれば，がんであるか否かは見た目でほとんど診断できます。但し，肉眼的診断のみでは完全ではなく，病巣から**生検**（患部の一部を採取して顕微鏡などで調べる検査）をして組織学的にがんであることを確定診断します。例えば，前から歩いてくる人が男性なのか女性なのかは見た目でかなりの確率で判断できますが，100%そうかと言われると…難しいこともありますよね。

　がんの場合は，病巣から採った組織を病理医という専門家が検鏡し，必要があれば遺伝子検査を行って診断を確定します。この採取された組織から得られる情報は，がんであるという確定診断のみでなく，今後の治療内容に大きく影響をおよぼすため，必要不可欠な検査です。但し，胃がんの場合は，スキルス胃がんと呼ばれる「這うような」形式で拡がって，がん細胞をつかまえにくいがんもあり，生検での確定診断が難しい場合もあります。

2 今、あなたのがんに対する最適な治療は何でしょう？

②ステージ（病期）で何が分かるのか？

　ステージ（病期）とは、がんの進行の程度を知るための指標です。がんは発生した臓器からやがて全身に拡がっていきます。ステージを知ることは、がんが身体の一部に留まっているのか、広い範囲に拡がっているのかの目安となります。そして同時に、推奨される治療方法も分かります。そのため大変重要な情報となります。

　一般的にはTMN分類という国際基準で評価しています。がんがどのくらいの大きさになっているか（T因子）、周辺のリンパ節に転移しているか（N因子）、別の臓器への転移はあるか（M因子）の3つの因子をCT検査などの画像で評価して、0～Ⅳ期の5段階に分類します。0期に近いほどがんが小さく留まっている状態（早期）であり、Ⅳ期に近いほどがんが拡がっている状態（進行）となります。病期を知ることで、今後の見通しを知ることができます。そして病期に対応した適切な治療方法を知ることができます（下表）。

医師は、ステージを参考に適切ながんの治療法を考えます

　がんの治療方法の三本柱は、①手術療法、②放射線療法、③抗がん薬治療です。これらを組み合わせて行う治療を**集学的治療**といいます。進行がんであってもがんが局所に留まっている場合は、手術と抗がん薬治療で治癒が期待できます。治癒が望める状況であれば、積極的にその治療を受けていくことをお勧めします。

　もちろん、手術を受けた方の場合、手術前には分からなかった情報が、手術によって新たに判明したことを受けてステージが変わることがあります。その場合は、術後のステージがより正確なものとなります。

表　胃がん・大腸がんのステージと、それに対応する治療法

	ステージ	推奨される治療法
胃がん	ⅠA	内視鏡的切除または手術
	ⅠB	手術
	ⅡA	手術（＋術後補助化学療法）
	ⅡB	手術＋術後補助化学療法
	ⅢA～C	手術＋術後補助化学療法
	Ⅳ	化学療法、放射線療法、対症療法（姑息手術を含む）
大腸がん	0	内視鏡的切除または手術
	Ⅰ	手術
	Ⅱ	手術（＋術後補助化学療法）
	Ⅲa, b	手術＋術後補助化学療法
	Ⅳ	化学療法、放射線療法、対症療法（姑息手術を含む）

（ご自身の「ステージ」は、主治医にご確認下さい）

③何のために治療するのか？ 治療の目的は何？

患者さんの病状により，治療の目的も変わってきます

がんが悪性腫瘍と言われるゆえんは，がん細胞の増殖が無制限で無秩序であり，周囲に浸潤したり転移して身体全体に拡がり，各臓器を侵して命に危機的状況をもたらすからです（同じ腫瘍でも良性腫瘍である子宮筋腫は，大きくなっても周囲に浸潤したり転移したりすることはないので，よほど問題にならない限りはそのまま経過観察となります）。見つかったがんは，早期がんの状況からまもなく進行がんへと増殖していきます。胃がんと大腸がんの場合，早期がんであれば，内視鏡を使って切除することで治癒が可能です。この「治癒」とは完全に治ることです。けれども，早期がんでなくても周囲への浸潤や転移の状況次第で治癒させることはできます。がんの治療の目的はひとことで言うと①治癒，②延命（人生とか生活とか日々暮らして過ごせる時間を延ばすこと），③症状緩和の3つです。「医師あたま」から言わせて頂ければ，治癒が望める限りは治癒できる方法を，治癒が困難な場合は延命を，そして延命が困難でも症状の緩和を目指します。全てはたったひとつのことに向かっています。それは「いのちを大切にする」ということです。

治療法を決めるのは，患者さんご自身です

病期が分かると推奨される治療方法の実績や効果予測を知ることができますので，提示された治療選択肢の意思決定に役立てることができます。とは言うものの，悪い情報はあまり聞きたくないというのも本音ですよね。でも，現在のがん医療は患者さんを中心に行われています。患者さんの価値観を尊重して医療手段が選択されていくわけです。そして最終的に選択するのは患者さん自身となります。患者さんの意思を尊重するためには，正確な医療情報が必要であることは言うまでもありません。私たち医療者はその援助を行います。前項（1章③：15頁）でも触れましたが，それを，意思決定支援と呼びます。突き放したようには思わないで下さい。治療法が決まるまでは，私たち医療者との共同作業になります。

もちろん簡単な話ではありません。がんが進行していればいるほど，対話に対話を重ねていく必要があります。患者さんと医療者がお互いに真剣に，そして真摯にがんという病気に向かい合っていかなければなりません。例え治らないがんと診断されても，「いのち」を大切に育むことはできます。本当です。これまでたくさんの患者さんたちが，私に教えてくれました。患者さんが医療者に教えてくれたり，支えになってくれることも多々あります。一緒に「いのち」を大切に育みましょう。

2 今，あなたのがんに対する最適な治療は何でしょう？

④本当に，この治療でいいのだろうか？

　これまで何ら不安なく元気に生活してきたのに，突然医師から「残念ながら，診断の結果は進行がんでした。すぐに入院してこれこれの治療をしましょう」と言われても，頭のなかは真っ白で何も考えられないのが普通です。その時には「はい」と答えてしまっても，後から本当にその方法でいいのかどうか，不安に苛まれることはよくあることです。特に大きな侵襲が加わるものでしたらなおさらです。

「標準治療」とは，「今の時点で最も期待できる治療」のこと

　そんな時に大切な医療用語があります。それは「**標準治療**」という言葉です。私たち医療者は患者さんにとって最も効果の期待される治療方法を推奨します。ただ，医療は日々進歩していますから，最も効果の期待される治療方法もどんどん変わっていきます。**標準治療とは，その時点で最も効果が高いと科学的に証明された治療法**のことをいいます。標準治療はどの医療機関にかかられようが変わることはありません。但し，医療資源（設備や人材）の差異から，治療内容によっては標準治療が行える施設と行えない施設はあります。例えば放射線治療でいうなら，その病院に放射線照射機器がなければ，当然そこで放射線治療を受けることはできないわけです。その場合，医療者はまず，その患者さんにとっての標準治療が何であるかを説明し，標準治療を受けるためにどうすればいいのかを説明します。必要に応じて放射線治療の部分は設備の整った他の病院を紹介することもあるでしょうし，手術や特殊な薬物療法についても同様です。

　がんの治療は1つの医療機関で終結するわけではなく，それぞれの医療機関の特性をうまく活かしながら良い結果を得ることが大切です。「先生，私には"標準"じゃなくて，もっと良いやつをやってよ」と言われた時は，「私たちは常に最善をもとめています。だから最善の治療を標準治療というんですよ」と答えています。

「治療ガイドライン」を参考に

　標準治療は，各種がんの治療ガイドラインに記載されています。インターネットで見ることができるものも多いので，ご自身の病気に対する標準治療が何なのかを知っておくことが大切です。先に述べました「がん情報サービス」も参考になります。ただ，日進月歩といわれるがん治療の中でも，薬物療法は特に進歩が著しい分野です。それだけに，去年の標準治療も，今年はさらに有効な別の治療法に変わっている—という場合もあります。ですので，がん治療ガイドラインを読む時は，最新版をご覧下さい。くれぐれも古いものは参考にしないで下さい。また，がん治療ガイドラインは医療者向けに書かれていて，み

なさんには分かりにくいところが多いかと思います。担当医にしっかりと説明してもらったり，出版されている患者さん向けのガイドラインを参考にして下さい。分かりにくい時は「**先生，私の今の状況での標準治療は何ですか？**」と聞いて頂ければ良いかと思います。もし，答が返ってこないようなら，専門の医師を紹介してもらった方が良いですね。

「標準治療」以外にも選択肢はあります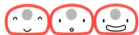

　また，標準治療ではない治療方法を敢えて提示される医療機関や医師もおられます。それは，あなた自身の状態に合わせて他の治療選択肢を考えてくれている場合や，現時点での標準治療よりもより優れた治療方法を研究されて提示されるような場合などです。いずれもありがたい話です。その場合も，医療者は必ず，「あなたの病期での標準治療はこれこれですが，私たちとしてはこれこれと考えてこちらの治療を推奨します」と標準治療についても必ず話してくれるはずです。

セカンドオピニオンを受けることも大切です

　もし，主治医から示された治療方針に不安が残る場合は，「**セカンドオピニオン**」を受けて下さい。これは他の専門家の意見を聞くことですが，第三者の意見を聞いて安心することはとても大切です。「先生のお話はよく分かりました。私もその方針を受け入れたいと思います。でも，私の中にはまだ不安が残っています。不安を取り除くためにセカンドオピニオンを受けるのはどうでしょうか？」などと主治医にお話しになるのはいかがでしょうか。もし，それで怒ったり，止めさせようとしたりする主治医はあまりお勧めではありません。また，セカンドオピニオンはあくまでも，意見を聞くことであって，治療の場を移すことではありません。主治医の意見とセカンドオピニオンの意見が異なる場合はさらに主治医と話し合う必要があります。なお，ひとつだけ付け加えておきますと，セカンドオピニオンを受ける医療機関は，相談したい治療内容の専門家のいる施設であることが必要です。また，セカンドオピニオンは自由診療になりますので，施設ごとに値段が異なります。受診する前に確認することをお勧めします。

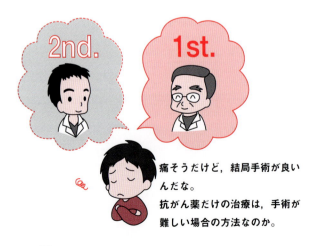

3
どんな治療法があるのでしょうか？

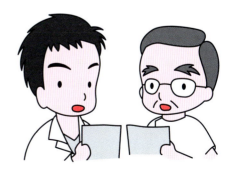

3 どんな治療法があるのでしょうか？

①病巣を切除してがん細胞を取り去る―手術

手術は，現在のところ治癒を目指す場合に最も有効な手段です

　がん治療の三本柱のうちのひとつ，手術治療のお話です。

　手術の第一の目的は，がん細胞を物理的に体内から全て取り去ることで，これを治癒手術と呼びます。現在のところ，がんが完全に治る（治癒）ための最も有効な手段です。残念ながら結果的に手術でがんが完全に取り切れなかった場合を非治癒切除といいます。なお，予め治癒切除ができないと分かっている場合でも，苦痛を伴う症状を改善する目的で切除を行うこともあります。これを姑息手術と呼びます。一般的には「姑息的」という言葉からネガティブな印象を受けがちですが，医療用語では決してネガティブな意味はありません。

　治癒手術が選択されるのは，CTや内視鏡などを使った検査で「身体の中の全てのがんを取り切ることができる」と判断された場合です。がん細胞が身体から全てなくなれば，当然がんは「治癒」ということになります。しかし，言うのは簡単ですが，なにぶん相手は目に見えない小さな細胞のこと，がん細胞が固まりになって存在している「がん組織」以外にも，がん細胞が身体のどこかに潜んでいる可能性があります。そして，もし手術で「取り残し」があれば，やがて潜んでいたがん細胞は再び増殖し，再発することになります。したがって，手術を行うべきかどうかの判断は極めて厳密に行われます。

　手術には全身麻酔を掛けてお腹を開く手術の他，腹腔鏡手術や，内視鏡手術があります。これら手術の方法は，身体への侵襲が少ないというメリットがありますが，切除の範囲に限界があるためがんの進行度に応じて選択されます。

手術にも色々な方法があります

　がんの拡がりが小さいと考えられる早期がんでは，内視鏡でがん組織を含んだ部分のみの切除を狙う「内視鏡手術」が行われます。胃がんの場合には胃カメラ（上部消化管内視鏡），大腸がんの場合には大腸カメラ（下部消化管内視鏡）を用いて，がんを周囲の正常組織ごと取り去る方法です。一般的に，早期でがん組織が小さい場合は身体に負担のないような手術（低侵襲手術といいます）が選択されます。

　最近多く行われている腹腔鏡手術は，お腹に1cm程度の小さな穴を複数開け，そこから手術器具を入れて手術を行う方法です。傷が大きくないために術後の痛みが少ないこと，入院期間が短くなることなどがメリットです。しかし，腫瘍が大きい場合や隣の臓器に浸潤している場合，リンパ節転移が多く認められるなどの場合には，やはりお腹を大き

く開けて行う開腹手術でがんを取り除くことが望まれます。

　いずれの場合でも，目に見えるがんの組織だけを切ろうとするとがん細胞を取り残す心配があるため，がん組織の周りの正常組織を含めて切除します。特に事前のCT検査などでリンパ節に転移があることが分かっている時は，転移している可能性のある範囲よりやや広めにリンパ節を切除することになります。

症状緩和が目的の手術もあります

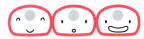

　姑息手術は苦痛を解除するための緩和手術と呼ばれるものです。例えば大腸がんでは，がんが進行すると大腸の内腔が狭くなり，便通が悪くなってお腹の痛みや吐き気などを催します。これらの症状を防ぐため，便の出口を作る手術（人工肛門造設術）を行うことがあります。消化管の内腔が狭くなった状態を「消化管狭窄」といいます。また，内腔が閉じてしまった状態を「消化管閉塞」といいます（腸の場合は腸閉塞）。このような状態になると，食事が摂れなくなって苦痛を伴うため，生活の質がかなり低下してしまいます。また，経口薬が使用できなくなります。このため，他臓器に切除不能の転移がある場合でも，消化管狭窄があれば，大腸がんなら人工肛門，胃がんなら胃空腸吻合術などの姑息手術を優先して行い，その後に抗がん薬治療を行うことがあります。姑息手術はもちろん「治療」ではありますが，目的は「治癒」ではありません。手術を受ける場合には，その目的を十分に理解することが大切です。

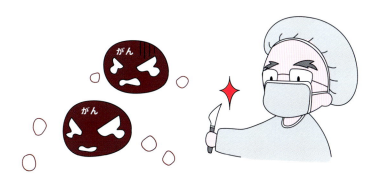

手術は，今のところがんに対する最も効果的な治療法！
治癒を望むことも可能です。

3 どんな治療法があるのでしょうか？

②手術直後から行う「薬の投与」―術後補助化学療法

「手術は成功しました。悪いところは全て切除して取り除きました」と医師に説明を受けほっとしたのも束の間，「では，これから半年間抗がん薬治療を行いましょう」と言われたらみなさんはきっと耳を疑うことでしょう。「がんは全部切り取れたのに，なんで今さら抗がん薬なんだ⁉」と思われるかもしれません。本項はそんな手術後の抗がん薬治療（術後補助化学療法と呼ばれます）のお話です。

手術後に抗がん薬治療を行う意味

手術をするからには，患者さんも医療者もがんが完全に治癒（完治）することを目指します。しかし現実には，手術後しばらく経ってがんが再発することがあります。手術にあたっては，事前にがんの拡がりを推測し，がん細胞を取り残すことがないように，がんそのものだけでなくその周囲を含めた組織まで十分に取り除きます。しかし，ひとつひとつのがん細胞はとても小さいため，肉眼では見えないがん細胞が手術後に残っていることもあります。そうすると残っているがん細胞がまた増殖してきて，がん再発といわれる状態になるのです。

がんが再発した場合，「もう1回手術で取り切ればいいじゃないか？」というわけにはなかなかいきません。全部切除したはずなのにがんが再発したということは，最初の手術の段階で，すでに目に見えない大きさのがん細胞が広い範囲に散らばっていたことを意味します。がん細胞がすでに全身に拡がっている状態では，仮に再発した部分だけを切り取っても，がん細胞を全て身体から消し去ることはできません。再び他のところから再発してしまいます。つまり，再発すると完治は大変難しいのです。だから，「再発しない」ことに大きな意味があるのです。では，再発を防ぐために何か有効な方法はないのでしょうか？

「術後補助化学療法」は，そんな方法のひとつです。手術直後から抗がん薬治療を行って，目に見えないレベルのがん細胞を消し去れば，完治が望める可能性が出てくるのです。手術だけで全てのがんを取り切れる「早期がん」の場合には不要ですが，広い領域の手術を必要とする「進行がん」の手術では行うべきとされています。

手術後の抗がん薬治療で期待できる効果は？

では，「手術後に抗がん薬治療を受けたら，再発は絶対しないの？」と言われると，そうではありません。正確には確率を下げるということです。手術後の抗がん薬治療は，体内にがんが残されている『かも』しれないために行う治療になります。胃がんの場合のデータを挙げると，手術だけの場合と手術後に抗がん薬（ティーエスワン®）を1年間内服し

た場合，3年後の無増悪生存率（再発しないで生存している確率）は，手術だけの患者さんでは約70％，手術後に抗がん薬治療を受けた患者さんでは約80％と，差がみられました。

でも，この数字をどう考えればいいのでしょうか？

手術後の抗がん薬治療をすれば80％の患者さんが3年後に生存できるということならば，もちろん抗がん薬による治療を受けたほうがいいと思われるかもしれません。しかし—

手術後の抗がん薬治療を受けても，受けなくても，100名中70名の患者さんは3年後に再発しないで生存されているのです。そして，20名の方は手術後の抗がん薬治療を受けてもがんを抑えることができませんでした。つまり，手術後の抗がん薬治療でがんを防ぐことができたのは，残りの「10名」のみということになります。こう聞くと「抗がん薬でつらい思いをするのは損だ」と思われる方も多いかと思います。しかし医師は，本来何もしなければがんを抑えられなかった方が，この治療を受けられることで「10名」の中に入るのではないかと期待して，手術後に抗がん薬治療をお勧めするのです。再発しないというのは治癒するということで，100人のうち10人も治癒が期待できるのなら行う価値は十分だと思っています（下図）。治癒と非治癒には，それだけ大きな差があるからです。私が患者さんの立場なら，迷わず受けます。

ただ，手術後の抗がん薬治療を行う際には，選択される薬剤によって手足のしびれが数年間続いてしまうなどの副作用もあります。また，いい加減に抗がん薬の投与量を減らしてしまうと，抗がん薬を投与しなかった時と同様の結果しか期待できないこともあります。医療者と十分に話し合って，一緒に考えることが大切です。

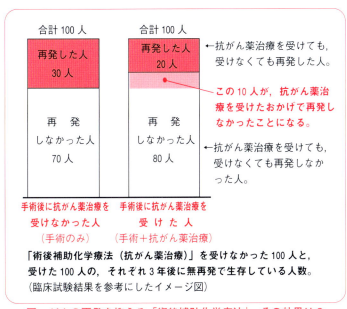

図　がんの再発を抑える「術後補助化学療法」。その効果は？

3 どんな治療法があるのでしょうか？

③放射線を当ててがん細胞を「焼き切る」―放射線治療

胃がん，大腸がんに対する放射線治療の効果は？

　放射線治療とは放射線を当てる（照射）ことで標的となるがん病巣を消すことを目的とした治療です。しかし，胃がんと大腸がんでは利用されることが少ないかもしれません。胃がんと大腸がんは放射線が効きにくいがんであるということ，そして照射により周囲の正常組織や臓器に障害が出やすいために十分な照射ができないことから，放射線照射で治癒は期待できません。胃がんにおいては，米国では治癒切除後の化学放射線治療が標準治療とされていましたが，日本では手術後の成績が海外よりも良く，また放射線治療の科学的根拠もないため，胃がんや大腸がんに対する放射線治療は，現段階では延命効果が証明された標準治療ではありません。但し，臨床研究としてさらに良い効果を求めて行われている状況ではあります。一方，症状の緩和にはとても有効な手段となります。

直腸がんに，放射線治療が用いられる場合があります

　直腸がんの手術では，肛門の切除を余儀なくされる場合があります。しかし肛門を取ってしまうと便の出口がなくなってしまうので，「人工肛門」という便の出口を作らねばなりません。人工肛門では，排泄のタイミングを自分の意思でコントロールできず，便は常に人工肛門から出続けることになります。そのため，お腹に便を溜める袋をつけたまま日常生活を送ることになり，多くの患者さんはそれを苦痛と感じられています。このようなこともあり，可能な限り肛門を切除せずに手術を行うことが求められました。

　放射線を当てることでがんを小さくし，肛門を残した状態でがんだけを取り切る可能性を高めることが直腸がんに対しての放射線治療の目的のひとつです。また，この治療は再発の可能性を低くすることにもつながります。

がんの起こす諸症状に対して放射線治療が用いられる場合があります

　もうひとつの放射線治療の目的は，がんによる痛みや出血が起こった場合に，放射線を当ててこれらの症状を軽減することです。骨に転移したがんに放射線を当てることで痛みを抑えたり，転移部の病的骨折を予防することがあります。骨への転移に対してはかなり有用ですので第一に検討される治療法になります。また，がんによる胃からの出血を放射線で抑えることができます。胃のがん病巣からジワジワと滲み出る出血には放射線が有用なことがあります。一方，動脈性の出血の場合は，内視鏡的な止血やIVRによる止血が有用となります。その場合場合で，最も推奨される手段は異なります。

3 どんな治療法があるのでしょうか？

④薬を使ってがん細胞を攻撃したり，増殖できなくする──抗がん薬治療

　胃がんや大腸がんでは，早期の段階から何らかの症状を自覚することはほとんどありません。ですから，発見された時にすでに手術ができない段階のがんと診断されるのは珍しいことではないのです。

　もちろん，手術ができないがんに対しても治療法はあります。そのひとつが抗がん薬を使った治療（化学療法とも呼ばれます）です。手術や放射線治療が，がんの周囲に限って行われる治療という意味で「局所療法」と呼ばれるのに対し，こちらは全身のがんに作用するという意味で「全身療法」と呼ばれます。

抗がん薬治療の目的は？

　抗がん薬治療の目的はがんの進行を遅らせることです。残念ながら抗がん薬には，それだけでがんを完全に消失させる力はまだありません。抗がん薬にはがん細胞の増殖を抑えたり，再発や転移を防いだりする効果があります。また，がんの進行に伴う痛みや吐き気などの症状の発現も遅らせます。これらの効果で，患者さんにとっての有意義な時間を増やしていこうというのが治療の目的です。

抗がん薬のもたらす副作用

　抗がん薬と聞くと，一般的には「吐いてばかり，食欲がなくなってしまう」など，あまり好ましくない副作用の印象が真っ先に浮かぶと思います。確かに，以前はそのようなつらい症状に苦しめられた患者さんも多くおられました。しかし，現代は抗がん薬の副作用を軽くするための様々な薬剤が開発され，完全に副作用がないとまではいいませんが，以前からみればはるかに苦痛が少ない治療になりました。副作用を軽くする研究は今後ますます進んでいくと思われます。但し，思いもよらない重い副作用が起こってしまうことはあり得ます。そんなことをできるだけ少なくするためには，医療者も患者さんの状況を可能な限り細かく知っておく必要があります。採血や画像検査のように結果が分かりやすい情報に対して，患者さん個人の自覚症状や苦痛度は数字にできない情報であり，患者さん自身から頂くしかありません。受けている治療中に起こったことは決して我慢せず，少しであってもつらいことは「つらいです」とか「心配です」と，はっきりとお伝え下さい。

抗がん薬治療を行わなかったり，中止した場合に起こること

　何らかの理由で抗がん薬治療を中止すると，がんは「待ってました」とばかりに再び大きくなってきます。ですから，抗がん薬治療は有効である限り，長く続けることがうまく

治療するコツになります。何コース実施したら終りというものはありません。患者さんには「抗がん薬治療はマラソンのようなものです。短距離走ではありません。できるだけ続けられるように努力していきましょう」と，よく話しています。

抗がん薬治療を中止するのは，①患者さんのがんに有効でないと判断された時，②患者さんの体調が，治療に耐え切れないと判断された時，③患者さん自身の希望がある時，です。抗がん薬ががんに効いているのかどうかは，主にCTなどの画像検査で行います。その他，血液検査や自覚症状の改善などを参考に結論を出します。腫瘍が大きくなっていくようであれば無効と判断して，次の治療法に移ったり，抗がん薬治療自体を中止したりします。また，抗がん薬による副作用は計画的に防止すべく最大の努力がなされますが，それにもかかわらず，我慢できない副作用や，生命に危険がおよぶと判断される副作用がある時はやはり中止します。

抗がん薬治療を行わない選択肢もあります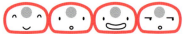

そもそも抗がん薬治療は患者さんの同意の上で成り立つ治療です。原則的に患者さんが拒めば治療を行うことはありません。但し，医療者はみな患者さんの幸せを願っています。抗がん薬治療を止めることがどうして患者さん自身の幸せにつながるかを話して頂けると私たちも安心して納得ができます。また，内容によっては解決策を用意できることもありますので，腹を割った話し合いが必要です。

抗がん薬治療は，患者さんそれぞれが，それぞれの大切な時間を有意義に過ごすために行われるものです。医療者の務めは，患者さんのつらさをできるだけ少なくし，患者さんに有意義な時間を過ごして頂くことにあります。そのためには，患者さんの人生観と医療者の医療知識の良いところをすり合わせていかなければなりません。何度も言うように「対話」が必要なのだと思います。

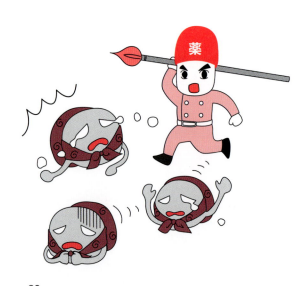

3 どんな治療法があるのでしょうか？

⑤がんに伴う痛みなど，つらさを取り除く─緩和医療

　胃がん，大腸がんが進行すると様々な症状が現れてきます。骨に転移すれば痛みが出ますし，お腹にがんが拡がれば吐き気が出たり，水が溜まってお腹が張り，苦しくなります。がんというだけで気持ちが落ち込み，眠れないこともあるでしょう。これらをまとめて『がんが原因で起こる症状』と捉え，その症状を軽減する治療を緩和医療と呼びます。

　2002年，世界保健機構（WHO）は，緩和医療を「生命を脅かす疾患による問題に直面する患者とその家族に対し，痛みやその他の身体的，心理的，社会的な問題，さらにスピリチュアル（宗教的，哲学的な心や精神，霊魂，魂）な問題を早期に発見し，的確な評価と処置を行うことで，苦痛を予防・緩和し，QOL（人生の質，生活の質）を改善する行為である」と定めました。簡単にいうと，「苦しみを和らげて，患者さんがより良い人生を送れるようサポートすること」です。痛み止めや睡眠薬の処方も，医療スタッフに気持ちを打ち明けることも，がんのつらい症状を改善することにつながることは全て「緩和医療」です。

緩和医療は，「終末医療」ではありません

　かつて緩和医療は，ホスピスなどの終末医療を行う施設で行われる治療を指していました。具体的には「末期がん患者さんへの身体的，精神的な苦痛の除去を目的とする処置」などです。しかし現代の医療では，医療者は末期でなくともがんが原因のつらい症状に対して行う治療の全てを「緩和医療」と捉えています。がんという病名を告知された時点で，患者さんはまずショックを受けられます。これは大変つらい経験ですが，緩和医療はこの時点から始まります。

　がんに伴うつらさは，痛み，呼吸困難，倦怠感など身体の苦痛だけではなく，不安，抑うつなどの心の悩み，仕事や家族，経済的な問題などの社会的な不安，さらに，死に対する恐怖や生きる意味への問い掛けなど様々です。これらの苦痛によって患者さんの心身が衰弱すれば，QOLが低下するだけでなく，がんを縮小させる治療が十分に行えなくなる場合もあります。しかし，もし緩和医療によって心と身体の痛みがとれたなら，食事や睡眠もとれるようになり，前向きな生活，人生を楽しいと思える生活を取り戻せるかもしれません。そうなれば，がんという病気と，患者さん自身の人生についても積極的に考え，病気をしっかりと受け入れることができるかもしれません。

　緩和医療とは，全ての患者さんががんと向き合うことを手助けするための治療。患者さんが抱える様々なつらさを和らげるための医療のことです。難しいことを考えずに，何がつらいかを率直に伝えることが大切です。そして，そのつらさを取り除いてもらいたいと医療者に話しかけて下さい。そこから緩和医療が始まります。

4

一緒に考えましょう，あなたの治療のこと

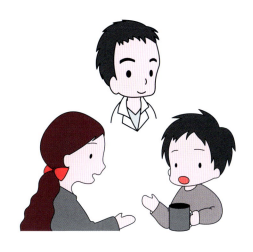

4 一緒に考えましょう，あなたの治療のこと

①治療するんだったら，早いほうがいい。すぐにしてほしい

　がんと診断されての，そのお気持ちはごもっともです。今，こうしている間にもがんが進行していったら…と思うと，居ても立ってもおられない気持ちにもなります。

　でも，ほんの少しだけ立ち止まってみて下さい。治療前には，正確な病状や進行の度合い，そして患者さんの背景評価など色々な確認が必要です。何も確認しないまま，そしてお互いに理解し合えないままに治療して，万一想定外の状況が現れたら，取り返しがつきません。後で「こんなはずじゃなかった」ということがないように。

手術前には，これだけの確認が必要です

①全身麻酔や外科的手術に伴う合併症の発症リスクを十分に調べます。
②手術の目的と手術自体の危険性について十分に説明します。
③がんの状態による予定外の手術の中止・変更の可能性について説明します。
④手術後の回復の見通し，そして抗がん薬治療など，術後の治療方針について説明します。

抗がん薬治療前には，これだけの確認が必要です

①抗がん薬治療に伴う合併症の発症リスクを十分に調べます。また治療前評価を行います。治療直前の画像評価がないと，その後の治療効果が判定できないからです。
②抗がん薬治療の目的と限界，そして実際の治療計画について十分に説明します。また，大きな問題である治療自体の危険性について，その内容と対策を説明します。
③がんの状態による予定外の治療の中止・変更についての可能性について説明します。
④今後の見通し，そして抗がん薬治療中止後について触れます。

　医療スタッフは，できるだけ簡潔で平易な説明でお伝えするよう努力しています。しかし，病気の状態は患者さんそれぞれで全く異なります。このため，できるだけ正確に伝えたいと思うあまり「〜の可能性があります」という表現がどうしても多くなってしまいます。それが，患者さんにとっては逆に不安材料になっていることも事実です。是非ここはお互いの信頼関係で乗り越えたいものです。

　1回の説明で全部を理解頂くことは難しいと思います。でも，何回も話を重ねればお互いの考えや価値観が分かるようになり，医師もより適切な治療方針を立てやすくなります。そうやって，万全の準備をした後に治療に望んで下さい。スタッフは患者さんを全力で応援します。

4 一緒に考えましょう，あなたの治療のこと

②手術は怖いし傷が残る。薬で治せるなら，ぜひそうしたい

　手術が怖いので，できれば避けたいという患者さんのご希望は，しばしばお伺いします。手術だとお腹を切らないといけないから怖いし，痛いだろうし，そして何よりも身体に傷が残るのが嫌だという患者さんはとても多くおられます。その点，薬だったら傷も残らないし痛みを感じることもないだろうから，「わざわざ手術しなくても，クスリを使ってくれればいいのに…」と患者さんが思われるのもよく分かります。でも，「先生，手術でなく，クスリで治してくれよ」と言われても，いつも「クスリだけで治せるものなら，最初から手術なんて選択肢はないですよ」と答えております。もちろん，抗がん薬だけで治癒が期待できる白血病やリンパ腫などでは手術は選択されません。

　将来，胃がんや大腸がんもクスリで治る時代がくることを，私も心から願っています。

手術は，治癒を目標とした唯一の治療法

　「がんを完全に治す」ことを目標とする場合，現在の医学ではがんを身体から全て取り去る治療，つまり手術しかありません。ですから医師はがんの進行状態を調べ，手術が可能な状態であればまず手術を強くお勧めするのです。実際，最初は手術が不可能と判断されていても，長期間生存できている方々のほとんどは，抗がん薬治療がよく効き，その結果手術が可能になって，がんを取り切ることができた患者さんたちです。

　もちろん，お身体の状態で手術自体に耐えられないと判断された方には，それ以外の治療を選択することになります。例えばがんの拡がりについては手術適応でも，体力的に全身麻酔の侵襲に耐えられない方には，手術ではなく抗がん薬治療を選択することもあります。この場合，根治（完全に治ること）の可能性は低くなってしまいますが，その方が患者さんにメリットがあると判断した結果だとご理解下さい。

　特に手術に支障となる臓器障害がなく，遠隔転移もない状態で発見された患者さんには，主治医は根治を目指した手術を提案します。この際には，是非手術をお受けになることをお勧めします。もちろん手術が可能な場合でも，患者さんの強いご要望で抗がん薬のみの治療を選ぶこともできます。しかし，それは同時に「根治の可能性が極めて低くなる」ことを意味します。もし「どうしても手術だけは避けたい」と思われる方は，その点をご理解頂く必要があります。

4 一緒に考えましょう，あなたの治療のこと

③放射線治療で治すわけにはいかないのだろうか？

　同じ局所療法でも，放射線治療は手術と違って，身体にメスを入れない分侵襲は少ないですし，抗がん薬と違って全身に様々な副作用を起こすことも少ないことから，患者さんに負担が少ない治療法ではあります。実際，増殖の遅い限局期の悪性リンパ腫などには，放射線単独で治療が行われることがあります。しかし，放射線の効果はがんの種類によって異なります。残念ながら，胃がん，大腸がんは放射線が効きにくいがんです。また，放射線治療自体の副作用もあります。以前と異なり放射線照射の部位を絞ることができるようにはなりましたが，それでも病巣以外にも放射線が当たってしまいます。がんの発生する消化管粘膜は照射に弱い部位で，周囲の正常組織や他臓器への障害が問題になることもあります。効かなくても当てるだけ当ててなんて簡単には言えないのです。

手術の代わりに放射線治療は行われません

　がん病巣が発生臓器に限局している状況（ステージⅠ～Ⅲ）であれば，手術治療を推奨します。これまでお話してきたように，放射線治療だけでは胃がん，大腸がんを消し去ることはできません。一方，手術ならば身体から取り除くことができるので，やはり選ばれる治療は手術ということになります。では，抗がん薬治療と併用して効果を上げれば可能かといいますと，やはり胃がんや大腸がんでは期待される効果が得られません。これが食道がんの場合だと，限局するがんであれば化学放射線治療で手術治療に匹敵する効果が認められます。この差は，がんの発生する臓器の性質と，位置する部位の問題だとご理解下さい。

抗がん薬治療の代わりに放射線治療は行われません

　がんが周囲に浸潤，転移進行している状況（ステージⅣ）であれば，抗がん薬治療を推奨します。胃がん，大腸がんの場合，放射線治療による延命効果はまだ科学的に証明されていません。放射線治療は手術と同様「局所療法」ですから，全身に拡がったがんに対して放射線治療の効果はごく一部分しか得られず，延命効果に結びつかないのです。「放射線照射はできます」という言葉の意味は，「放射線を照射することはできます」という意味であり，治りますとか延命効果がありますという意味ではありません。もちろん，放射線治療の領域も年々進歩しています。臨床試験や先進医療で行われるものであれば検討する価値はあるかと思います。一方，目的が延命効果でなく症状緩和の場合，放射線治療は強い武器となり多々選択実施されます。ここは治療の目的をしっかり理解することが大切です。

4 一緒に考えましょう，あなたの治療のこと

④私が仕事を/家事を休むわけにはいかない。手術は，難しい…

　一家の大黒柱であったり，小さな子供たちの世話をしなければならなかったり，同居する親を介護している等々，日々の生活だけで精一杯の方ががんを患った場合，ご自身が手術で数週間仕事や家庭を空けるというのはとても難しいことでしょう。小さな会社で責任ある立場で働かれている方なら，ご自分だけでなく従業員のことまでも考えなければならなくなるでしょう。子供たちの世話や親の介護を1人でされてきた方なら，手術で自分がいない間がどうにもならないと不安だらけになっておられるかもしれません。経済的な問題もさることながら，社会的な責任というものも関わってくるので，今の生活・人生に真摯に向き合って過ごされている方ほど，悩みは深いことだと思います。でも，問題を先延ばしにしても状況は悪化する一方です。ご自身の身体は今，人生最大の岐路に立たされています。逃げ出したい気持ちで一杯でしょうが，家族や仲間，そして私たち医療者は解決策を一緒に考えます。どうか独りきりにはならないで下さい。病気を抱えたときこそ，人との良い関わりが必要なんです。

悩んだら相談することが一番有効です

　まずは，担当医や関係する医療スタッフに相談してみて下さい。そこで解決できることも多くありますが，必要であればそこから専門部署につないでくれます。経済的なことであれば病院の患者相談窓口や患者支援センターを利用するのも良いかと思います。また，各都道府県にはがん拠点病院があります。がん拠点病院には必ずがん相談支援センターが設置されています。国立がん研究センターのがん相談サービスのサイト（https://hospdb.ganjoho.jp/kyotendb.nsf/xpConsultantSearchTop.xsp）から簡便に探すこともできます。がん相談支援センターは，その病院に通われていなくても相談できる部署です。不安な気持ちが整理できない，今のままの状況で構いませんので，気楽に連絡をとって訪ねて頂ければと思います。また，がん治療の経験者から話を聞くのも，心配ごとの解決に良い方法でしょう。

　とはいえ，人の価値観や人生の目的はそれぞれです。中には「自分の人生を賭けて，今やりたい仕事」がある方もおられるでしょう。もしご自分の人生において，仕事の達成とご自身の健康の不利益を天秤に掛けても「治療は待ちたい」という結論に至った場合は，どうぞ遠慮なくそのお気持ちを聞かせて下さい。医師の立場からは決してお勧めできませんが，人としてはその価値観と結論を尊重します。ご一緒に次善の策を考えて行きましょう。

4 一緒に考えましょう，あなたの治療のこと

⑤主治医からCVポート留置を提案されました。とても心配です

　皮下埋め込み型ポート（通称CVポート）とは，その名前のとおり，皮膚の下に埋め込んで薬剤を投与するために使用します。この器具は，ペットボトルのキャップ程度の大きさの本体と，薬剤を注入するチューブ（カテーテル）で構成されています。通常は，頸部あるいは上腕の血管からカテーテルを入れ，胸あるいは上腕の皮膚の下に埋め込みます。カテーテルの先端は，心臓近くの太い血管に留置されます。このため，投与時に抗がん薬を血管外に漏らすこともなく，かつ高濃度の薬液を投与することが可能になります。皮下に埋め込みますから，外からはほとんど目立ちません。針を抜けば，入浴など日常の生活もこれまで同様に送ることができます。但し，CVポートを体に埋め込む際には，小手術を必要とします。また，留置部位に感染が起こると，時には入院治療を要するような場合もあります。確かになければない方がいいですね。

CVポートが治療に使われる理由

　がん治療でCVポートが役立つ主な局面は，抗がん薬の投与と高カロリー輸液の実施，そして在宅医療などの際です。

　点滴投与中に抗がん薬が血管の外に漏れた場合，皮膚や皮下組織が傷つきます。刺入部に潰瘍ができるまでに進展し，後遺症を残してしまうこともあります。どの程度ひどい障害が起こるかは，投与される抗がん薬の種類や漏出量に関係します。また，長時間（例えば48時間）の抗がん薬投与が必要な場合は，自宅にポンプを持ち帰る必要が生じます。このような抗がん薬の「漏れ」や長時間の持続投与を可能とするため，CVポートが必要になります。特に血管確保が難しい患者さん（点滴で何回も刺されてしまう場合とか）では勧められることが多いと思います。私の周囲を見回すと，一旦留置してしまえば，血管確保の失敗がなくなることもあってか，ほとんどの患者さんは満足されているようです。

　また，がんが進行して，食事が摂れなくなってきたときには中心静脈栄養といって，高カロリーの輸液を血管内に直接入れる方法で栄養を補います。ただ，この中心静脈栄養に用いられる輸液は濃度が濃いため，末梢の（細い）血管からは投与できません。そんなときCVポートがあれば，そこから簡便に投与することができます。在宅医療においても同様です。ご家族でも指導があれば取り扱えるので，ずっと点滴していなければならないという状況から解放されます。

　でも，抗がん薬治療でも長時間の点滴は避けたいと希望される方であれば，長時間の点滴部分を経口抗がん薬で代用することもできます。治療方針につきましては，是非主治医と話し合ってみて下さい。

4 一緒に考えましょう，あなたの治療のこと

⑥副作用は我慢するし高くてもいい。一番効果のある抗がん薬を使ってほしい

標準治療ではない「スペシャルな治療」はありません

　まず，ご理解をお願いします。医療者はみな患者さんに良くなってもらいたいと願って治療をしているのです。科学的に証明されたより良い治療があるのであれば，その治療を選択します。先の項目でも述べましたが，「**標準治療**」とは，その時点で最も効果が高いと科学的に証明された治療法のことです。

　がん医療はいのちと深くかかわる領域の医療です。一番有効な治療方法が標準なんです。人をみて，二番手の治療から開始するなんて医の倫理に反することはしません。標準治療こそが，最良・最善の治療だとご理解下さい。患者さんはまず，ご自身に提示された治療内容が標準治療であることを確認することが大切です。標準治療でない時は，必ずその理由が主治医から説明されているはずです。

　副作用を我慢する意思を伝えることは悪いことではありません。けれども，我慢することと，つらさや症状を医療者に伝えないことは全く別です。医師は患者さんのつらさを把握して，治療を続けるかどうか判断します。それは，もちろん治療を安全に行うためです。つらさや症状は「医療情報」です。医療者が正確な情報を持たないと，せっかく頑張って治療を受けておられる患者さんに逆に危険をおよぼしかねません。治療を成功させるためには安全性が大切です。やはり大事なのは「対話」ですね。

標準治療以外の治療について

　患者さん自身の背景によっては標準治療が推奨されない時があります。ひとつは，腎機能や肝機能が悪いといった合併症や全身状態が悪くて手術ができない，あるいはある種の抗がん薬治療の使用に制限があるなどの場合です。この場合は患者さんにとって最も良いと考えられる個別的な治療が推奨されます。治療自体の安全性が担保できない場合，より安全でかつ有効性が期待できる手法を選ぶことになります。

　もうひとつは，より良い効果を期待して組まれた臨床試験においてです。標準治療はあくまでも，「その時点の最も良い治療法」であって，将来においてはさらに良い治療方法が開発され，新たな標準治療が生まれてきます。技術開発がどんどん進歩する中で，今現在もより良い治療方法の検証が行われています。これを臨床試験といいます。でも，臨床試験は過程であり結果ではありません。臨床試験が行われている治療の効果が，今現在の標準治療の成績よりも勝っているのか，そうでないのかはまだ分かりません。しかし，選択してみる価値は十分あるものだと思います。

4 一緒に考えましょう，あなたの治療のこと

⑦先生を信用しているから，全てお任せします

　患者さんから「信用しているから」という言葉を頂けるのは，医師にとっては大変ありがたく，うれしいことです。このお言葉は，患者さんがこれまでの担当医とのお付合いの中で，その人となりや熱意をみて，そして何より期待通りの治療効果が得られていることを評価されてのことかと思います。でも，もし最初から「全てお任せします」であれば，医療者は逆に心配してしまいます。具体的なひとつひとつの治療内容において医療者の推奨を受け入れて頂くことはよくあることです。しかし，いくら信用しているからといって，ご自分の治療方針をまるごと全て他人任せにできるものではありません。熟考した後の言葉でなければなりません。でも，遠慮の気持ちでそう言わせてしまっている現状があるのかもしれません。私たちも，そのようなことがないよう気を付けます。

　繰り返しの話になりますが，治療の目標（ゴール）の「正解」を導き出すためには，専門的知識を持つ医療者と，それぞれに人生の物語を持つ患者さんおよびそのご家族の両者の積極的な関わりが必要です。もちろん一番尊重されるのは患者さんご自身の価値観ですが，そのために**私が大事にしたいのはこういう生き方だ**という気持ちをおっしゃって頂くことが大切なのです。

治療方法を医師に委ねるということは…

　医師は，治療法自体の科学的な根拠については自信があります。しかし，こと「価値観」という「正解がひとつではない」問いを投げかけられると，困ってしまいます。もちろん医師は「患者さんのために一番良い方法を」と考えます。しかし，自分が選んだ治療が結果的に患者さんの意にそぐわないものであったらどうしたらいいのか，良かれと思って治療法を選んだにも関わらず，患者さんからは「こんなはずではなかった」という言葉が返ってきたらどうしようと悩んでしまうのです。これは，お互いに不幸なことです。

　どちらが良くて，どちらが悪いという話ではありません。先に述べた「常に対話が必要」という話は，このようなことを防ぐ意味で大変重要です。医師からの一方通行の話が良いことではないのと同じように，患者さんからの一方通行の話も決して望ましいことではありません。医療者と患者さんとそのご家族の間で十分な対話がなされ，納得された上で「全てお任せします」とおっしゃって頂ければと思います。

治療法の選択は，患者さんの「生き方」そのもの

　「最後の最後まで，苦しくてもいいから少しでも強い治療を受けたい」「落ち着いた時間を得るために，多少効果は劣るとしても，副作用の少ない治療が理想」「アウトドアを楽し

むために，点滴は止めて飲み薬だけの治療がいい」「経済的余裕がないので，何をおいても安い治療にしてほしい」など，患者さんのお考えは十人十色です。だからこそ，ご自身の気持ちを直接医師に素直に伝えてみましょう。そうすることで良い関係性が構築でき，そして，よりお互いに満足できる結果が得られます。ある調査報告でも，自身が治療の選択に関われたことをうれしく思われたとおっしゃる患者さんは多くおられました。

　その昔，告知のない時代，がん治療の分野では医師が治療法を決定し，患者さんは黙ってそれを受け入れなければならないという医療が一般的でした。しかし，今は告知が当たり前の時代です。それは，がんの治療が近年大きく進歩し，これを受けてがんという病気そのものが「慢性疾患」であるという考えに変わってきているからです。そして今，がんの治療法は，患者さんの意思が尊重されることが常識になりました。

　治療法を決めていく際は，どうか遠慮なくご自分の気持ちをお話し下さい。医師は，それを尊重して受け入れ，医学的な知識を駆使して，そのお気持ちに沿えるような治療法を提案していきます。一緒に治療を考えましょう。

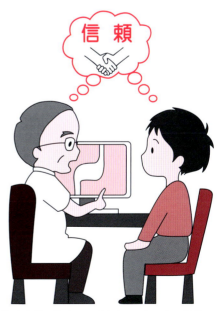

治療方針の決定は，ご自身のこれからの生活に大きく関わる決断です。
医療者に遠慮なくご希望をお話し下さい。

4 一緒に考えましょう，あなたの治療のこと

⑧（高額医療費制度は知っているけれど）どうせなら，家族に少しでも財産を遺したい

　抗がん薬治療では，次々と新しい薬物が開発されてきていることもあり，一般的に治療にかかるお金は高額です。ですから患者さん自身の医療費が家族の負担になると考えるのは当然のことと思います。そんな中で，自分はいずれこの世を去る身だから自分にお金を使わず，家族が使えるよう，少しでも遺したい，家族に迷惑を掛けたくないとお考えなのでしょう。
　しかし，ご家族と本当に医療費のことをきちんとお話なさっていますか？

ご家族のお気持ちも大切に

　患者さん自身が「家族に迷惑を掛けている」と思っていても，ご家族はもしかすると違うお考えかもしれません。例えば，患者さんの存在そのものがご家族の方々にとっての拠り所となっているような場合，当然ご家族は患者さんに少しでも良い医療を受けてほしいと考えられ，そのために何とか医療費を工面しようとがんばっておられるかもしれません。そして，そのことがご家族の方々の絆をさらに強いものにしている例もよくお見受けします。
　ご家族の好意を受け入れるかどうかは患者さんご本人が決めることですが，その結論は，ぜひ皆さんの納得のいくものであってほしいと思います。患者さん自身の価値観，患者さんのご家族の価値観を医療スタッフも含めた全員が共有して，皆で同じ目標に向かっていくのが，一番幸せな解決法だと考えます。

もし，医療費のことがご心配なら

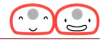

　高額医療費制度や失業保険など，利用できるものは十分活用頂きたいと思います。これらを利用するのはご自身を含めた国民全員の持つ権利です。何もうしろめたく思われる必要はありません。ご利用にあたっての手続きなどは各病院の患者支援センターの職員がお手伝いします。よく分からないことは医師や看護師にもお尋ね下さい。
　金銭的な財産を遺すことも確かに大事ですが，ご家族とともに有意義な時間を過ごすことで，思い出という精神的な財産を遺されることも大事なのではないでしょうか？

4 一緒に考えましょう，あなたの治療のこと

⑨今回は治っても，どうせいつかは死ぬんです。痛みだけをなくしてくれれば満足

　私たちは誰しも限られた時間の中で人生を過ごしています。できることなら苦しみや痛みの少ない，穏やかな人生を過ごしたいと思うことは，がんに罹った患者さんのみならず，誰もが思うごく自然な感情だと思います。ただ，がん患者さんが健康な人と少し違っているのは，その多くの方がすでに痛みや苦しみを実際に体験しておられるという点でしょう。加えて患者さんは，がんの治療に伴う苦痛やつらさも抱えておられます。患者さんから「とにかく，この痛み（苦しみ）だけを何とかしてくれたら，もう後はどうでもいい」と言われることがあります。同じようにしばしば尋ねられる質問に「一体，この痛みはいつまで続くことになりますか？」というものもあります。痛みや苦しみから解放される時期の見通しが立たないのは，本当につらいことです。この項では，「医師あたま」が考える「苦痛（つらさ）」について少しだけ紹介します。

感じられている「痛み」とは，本当に肉体的な痛みなのですか？

　私たち医療者は，患者さんのおっしゃる言葉をその字面通りに解釈することが，時と場合によっては危険だと考えます。必ず患者さんからの言葉の背景，つまり患者さんがその言葉を使われた理由を考えます。だから，このような場合，即座に「あぁそうですか，すぐに治療しましょう」とは言いません。医師あたまは「痛み」の正体を考えます。

　医療者と患者さんが共に容易に理解できる「痛み」とは，肉体的に感じる痛みです。肉体的に感じるがんの痛みは，がん細胞が身体の中で増殖し，組織を傷つけたり，神経を圧迫したりして起こります。肉体的な痛みがあって，これがずっと続くと精神状態も蝕まれます。痛みのため，物事を正しく考えることも難しくなります。だから，肉体的な痛みに対しては，すぐに鎮痛薬等を使って痛みを抑える治療を行います（6章①：58頁参照）。

　ただ，現実に患者さんが痛みを訴えられる場合，その多くは単なる「肉体的な痛み」というよりも，「苦痛」とか「つらさ」を含む，より広い意味の「痛み」と考えた方が適切です。ですので，ここからは，苦痛（つらさ）についてお話しします。

　肉体的に感じる痛みを，医療用語では「身体的苦痛」と言います。がん患者さんが抱える様々な苦痛のなかで，身体的苦痛はほんの一部分でしかありません。患者さんは，みんな得体のしれない大きな苦痛を抱えておられます。実際，当のご本人ですらよく分からない「苦痛の塊」を背負いこんでいるようなイメージと言えば分かりやすいかも知れません。これを，医療用語では，「全人的苦痛（トータルペイン）」と呼びます。

薬による治療では良くならない「苦痛（つらさ）」もあります

　がん患者さんが抱く多種多様で複雑な苦痛を，そのままひとりの人間の抱える全体的な苦痛として捉えることはとても重要です。そんな時，「医師あたま」はその全人的苦痛を4つの因子に分けて整理します。前項で説明した「身体的苦痛」，不安やいらだち，うつ状態，そして孤独感などの「精神的（心理的）苦痛」，仕事やお金のことに関わる「社会的苦痛」，そして最後に「スピリチュアルな苦痛（spiritual pain）」です。

　医療者（医師あたま）は，患者さんとの診察（対話）を通して苦痛の問題点を整理し，対策を考えていきます。患者さんご自身もこのように分類してみることで，苦痛の種類がはっきりすると思います。その正体が分かっただけでも少し気分が楽になるかもしれません。

　でも問題は，最後の「スピリチュアルな苦痛」（適当な日本語訳がないので，英語読みのままで使われています）です。身体的，精神的，社会的苦痛のどれにも属さない，正体はよくわからないけれども大変つらい苦痛。医療界ではこの苦しみを「自己の存在と意味の消滅から生じる苦痛」と定義しています。つまり，「私の人生は一体何だったのか」「私が生きている意味はあるのか」といった自分自身の存在に関わる苦痛です。言葉にできない「つらさ」だけに，自分で解決することも他人に伝えることも難しいのですが，がん患者さんのなかにはご自身の経験として思いあたる方がおられるかもしれません。

　身体的・精神的・社会的苦痛は，薬物治療や精神心理療法，社会支援などで対応可能です。でも「スピリチュアルな苦痛」はいわゆる「医療」で治すことは困難です。たったひとつ方法があるとすれば，この苦痛を患者さんがご自身の力で乗り越えることです。私たち医療者は，患者さんの力を信じて「ケア」を行いますが，実際，乗り越えられた患者さんを見ると，人間的にひと回りもふた回りも大きく成長されたように感じます。また，これらの苦痛は患者さんだけでなく，そのご家族や近しい間柄の方たちにもみられます。「医師あたま」は誰がどのような苦痛を抱いているかに気を配り，治療計画を立てていきます。

　医療者は患者さんのことを「死んでもいい」とは思いません。「少しでも生きてほしい」と思います。それは，あくまでも単に生命を維持するだけという意味ではなく，何かに喜びを感じて，少しでも笑顔になってもらえればと思っているのです。がん治療をするということは医療を通じて患者さんの人生の一端を一緒に歩むことだと考えています。

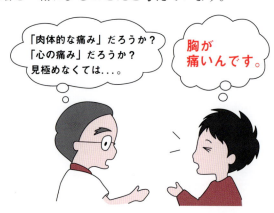

4 一緒に考えましょう，あなたの治療のこと

⑩「臨床試験」に参加したいと思うが，これは「賭け」なんでしょうか？

臨床試験とは何でしょうか？

　担当の医師から突然「臨床試験の参加についてご検討下さい」と提案されたら驚かれる方も多いかと思います。「試験」と聞くと，なんとなく自分が実験台にされているように感じられる患者さんもおられるでしょう。実験などではなく，しっかり治療して欲しいとお考えになるかもしれません。しかし医学の分野，特にがん治療の分野で「臨床試験」と呼ばれているものは，「治療」の一環なのです。確かに科学的研究という側面を持ちはしますが，「新しい治療を試してみましょう」という話に近い意味だとお考え下さい。

　そこで，まず臨床試験とはいったい何なのかについて説明します。

　現時点で最も効果が高いと証明された治療法を「標準治療」と呼ぶことは前の項でお話ししました。しかし，その治療法がいつまでたっても「標準治療」のままであるということは，治療法が全然進歩していないという意味になります。幸い現実には，最近のめまぐるしい新薬の開発や治療法の進歩によって，さらに優れた効果を持つ「新たな標準治療」が次々と確立され，「それまでの標準治療」に取って代わっています。「臨床試験」とは，その新しい治療法を評価するシステムなのです。実際に今，医師があなたに提案している治療の選択肢は，全部この「臨床試験」で科学的に評価され，世の中に出てきたものです。

　ところで，「臨床試験」の中でも厚生労働省に新薬としての承認を得ることを目的として行う臨床試験を，特に「治験」と呼びます。治験の結果，厚生労働省から承認が得られれば，一般診療の場でこの新薬を用いた治療ができるようになります。

　これらの臨床試験や治験は，実施施設における倫理委員会や臨床試験審査委員会（IRB）で倫理性や安全性，そして科学的妥当性などが審査されており，これを受ける患者さんは倫理的に守られています。逆に言うと，臨床試験を行っている施設はこのような体制整備が十分に整っているわけですので，その領域で専門性のある施設とみて良いと思います。

　患者さんの立場からみた臨床試験のおもなメリットを挙げると—
①まだ世の中に出ていない新しい治療法（先進医療）を，いち早く受けられる可能性がある。
②厳重なフォロー体制で行われるので，通常の治療よりもはるかに専門的できめ細かな診療・看護が受けられる。
③新薬に関する治験の場合，検査費用や薬剤の費用は基本的に製薬会社の負担となる（治験以外の臨床試験の場合は，保険診療内での費用が必要です）。

しかし，次のようなデメリットもあります。
①現在認可されている他の治療と同様，副作用は高い確率で起こる。場合によっては予想し難い副作用が現れることもある。
②新しい治療と従来の標準治療を比較する臨床試験の場合，その内容・方法によっては，自分が今受けているのがどちらの治療か分からない（選べない）ことがある。
③新しい治療の効果が，期待通りに得られない可能性がある（必ずしも既存の標準治療に勝るわけではない）。

また，臨床試験にもいくつかの段階があります（下図）。
①第Ⅰ相試験：有望な新規治療をヒトに初めて使用する段階の試験で，その治療法に用いる薬剤の安全な投与量を決める試験です。既存の標準治療では十分な効果が得られない少数の患者さんが対象となりますが，まだ画期的な治療効果を期待して行う段階ではないことも事実です。
②第Ⅱ相試験：第Ⅰ相試験で投与量が決まったら，今度はその治療の有効性（主に腫瘍を縮小させる効果の強さ）と安全性を検討する段階に移ります。第Ⅰ相試験より多い数の患者さんに参加頂くことになります。
③第Ⅲ相試験：従来の標準療法と新しい治療法を比較する段階の試験で，より多くの患者さんに参加頂くものです。新規治療法が，従来の方法と同等か，あるいはより有用（主に生存期間の延長効果）と判断されれば，今後の新しい「標準治療」として広く使用されることになります。新薬開発（治験）の場合，この第Ⅲ相試験を行うために第Ⅰ相，第Ⅱ相試験が行われるわけです。

臨床試験とは，賭けでも実験でもありません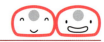

一般的に第Ⅲ相試験では，現在の標準治療を受けるグループと新しい治療を試すグループを対比して，その効果の高さを検討することになります。治療法もランダム（無作為）に振り分けられるため，患者さんはもちろん，担当の医師でさえも，その患者さんが実際

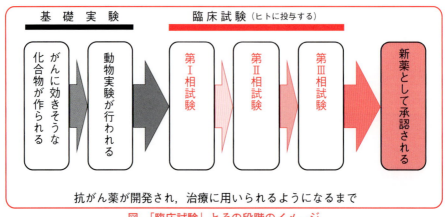

図　「臨床試験」とその段階のイメージ

にどちらの治療を受けているのか分かりません。もし，新しい治療の方が良いことがはっきりしていれば，はじめから臨床試験をする必要はありませんから。

　どちらの治療を受けることになるのかが分からないことから，一見賭けのようにも捉えられがちですが，科学的な意味合いでは違います。臨床試験で受けた治療が現在の標準治療だったら「ハズレ」だとか，新しい治療であれば「アタリ」だとかと言うことではありません。担当の医師は，患者さんがどちらの治療を受けられようが，より良い結果が得られるよう努力する姿勢に変わりはありません。

　知って頂きたいことは，あなたが今現在受けることのできるがんの薬物療法は，全てこの臨床試験を経て世の中に出てきたということです。つまり，過去同じように臨床試験に参加された患者さんがおられたからこそ今の医療がある，これは厳粛な事実です。臨床試験に参加するということは，ご自身の治療効果を期待することに加えて，未来への貢献にもなるのです。

　なお，医師は患者さんに臨床試験への参加を強要はしません。参加するかしないかを決めるのはあくまで患者さんご自身の自由意思に基づくものです。患者さん自身の病状の説明に加え，その病状に対する現在の標準治療，臨床試験で行われる治療の内容，臨床試験の意義，予想される副作用などについては担当の医師らが説明します。これを十分に理解してから参加するかどうかを決めれると良いかと思います。また，試験はいつでもキャンセルできます。参加を決められた後でも，試験が始まってからでも構いません。もちろんその場合でも，患者さんに不利益なことは一切起こりませんのでご安心下さい。

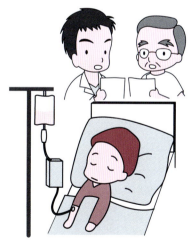

臨床試験は，最新の有望な治療が承認されるためのプロセスです。
万全の診療体制の下で，先進医療をいち早く受けられる可能性があります。

4 一緒に考えましょう，あなたの治療のこと

⑪「免疫治療」という方法があると聞きました。自分に合っているように思います

　免疫治療という言葉は，保険適用のある標準治療から，保険適用とならない全額自己負担のクリニックでの試験的な治療まで，幅広い治療法を含んでいます。

胃がん，大腸がんで保険適用のある免疫治療は？

　日本で保険適用のある免疫治療の薬は 2019 年 2 月現在,「ニボルマブ（オプジーボ®）」「イピリムマブ」「ペムブロリズマブ（キイトルーダ®）」など数種類がありますが，これらはいずれも「免疫チェックポイント阻害薬」と呼ばれる薬です。京都大学の本庶　佑先生がノーベル賞をとったことで一躍有名になりました。本来，人体にはがんに対する警察ともいうべき免疫細胞があり，これががんを排除しています。けれどもがん細胞はそこから逃れる「術」を自ら作って，免疫細胞の役割を抑えて増殖してしまいます。免疫チェックポイント阻害薬はその「術」を外す（破る）ことで，免疫細胞が再びがんを攻撃できるようにします。前項で話題にした臨床試験（第Ⅲ相試験）の結果，その有用性が科学的に証明されて保険適用となりました。

　胃がんに対しては現在のところ，一次治療（最初に行う治療）そして二次治療（その次に行う治療）が無効となった場合に，三次治療（二次治療の次に行う治療）としてこのニボルマブが適応となります。この薬を一次治療から使用した方が良いかどうかは，現在行われている第Ⅲ相試験の結果待ちです。

　大腸がんに対しては，残念ながらこのタイプの薬剤は，臨床試験（第Ⅲ相試験）で，有用性が科学的に証明されていません。

「免疫チェックポイント阻害薬」の新しい流れが

　通常の大腸がんでは，免疫チェックポイント阻害薬の有用性は示されませんでしたが，遺伝性大腸がんであるリンチ症候群（遺伝性非ポリポーシス大腸がん）の患者さんには有用であることが分かっていました。さらにその後の研究で，マイクロサテライト不安定性（MSI）を高い頻度で有している固形がんに「免疫チェックポイント阻害薬」が有用であることが分かりました。MSI とは遺伝子の修復機能の低下をもたらす遺伝子異常で，この頻度が高い（MSI-H）場合は，誤った遺伝子の配列を修復できなくなってがんになります。MSI-H は，胃がん，大腸がんに限らず多くのがん種で認められています。2018 年 12 月，「がん化学療法後に増悪した進行・再発の MSI-H を有する固形がん（標準的な治療が困難な場合に限る）」を効能・効果とするペムブロリズマブが承認されました。この MSI-H を検出するコンパニオン診断薬もすでに承認，販売されています。

これまでのようながん種ごとの適応ではなく，MSI-H という共通のバイオマーカーに基づいてがん種横断的に効能・効果を有するがん治療薬は国内初となり，今後のがん治療における大きな転換期であるとも言えます。但しこの薬，初回から使用できるわけではなく，がん薬物治療後に増悪した進行・再発した場合および標準的な治療が困難な場合の選択肢となります。

免疫チェックポイント阻害薬は今後とても期待されている薬ではありますが，不治の病をすっかり治してしまう「夢の新薬」というわけではありません。確かにこの薬がよく効く人もいますが，そうでない人も実際に多くおられます。これまでの抗がん薬と同じように「ひとつの薬」としての効果を期待して治療を受けて頂きたいと思います。

「免疫」という言葉のイメージだけで治療を選ぶのは考えものです

免疫治療と聞くと，その言葉のイメージから「副作用がほとんどない」と思われるかもしれません。でも，現実は必ずしもそうではありません。免疫チェックポイント阻害薬は，確かにその有用性が証明された薬です。しかし，この薬剤は免疫系に働くため，免疫に関連した間質性肺炎や大腸炎，肝障害，内分泌疾患や特殊な糖尿病などの多種多彩な副作用が全身に現れ，場合によっては大変重い症状になることも報告されています。つまり，副作用管理が十分にできるような，全診療科が揃っている病院，またはすでに連携が組まれている専門機関で治療を受けることを強くお勧めします。

ところで，「免疫治療」にはこの他，保険適用のない治療法として，ペプチドや DNA を用いたワクチン療法，ご自身のリンパ球や各種免疫細胞を活性化させて体内に戻し，がんを攻撃する治療法などが様々な施設で行われています。しかし，これらの治療は副作用が少ない反面，その効果は科学的に証明されていません。一部，臨床試験が行われているものもありますが，その多くは自由診療で，高額の金銭的負担が必要となります。自分 1 人で判断せず，信頼できる専門家に一度相談なさってから治療を受けることをお勧めします。少なくとも，ワクチン療法やリンパ球活性化療法は標準治療ではありません。有効性の確立された標準治療を全て受けてそれでもだめな場合に，ご自身の価値観と正しい情報，そして経済的な余裕に基づき選択していただければと考えます。

4 一緒に考えましょう，あなたの治療のこと

⑫転移したところも含めて全部切除した方が良いのではないでしょうか？

　がんが肝臓や肺など他の臓器へすでに転移していても，技術的には目に見えるがんを全て取り切ることができる場合があります。この状態の患者さんに対して，医療者側はより長く生きられる手段を推奨します。もちろん，最も長生きできる結果が治癒であり，手術で治癒が期待できる状況では手術を必ず選択します。但し，肝臓や肺に転移がある場合，胃がんと大腸がんで大きく方針が異なります。とても大切な内容です。

大腸がんでは，取り切れるなら肝転移，肺転移を切除します

　大腸がんの場合，肝臓や肺に転移したがんを全て取り切ることができる場合，手術に耐えられる状況であれば，原発巣（大腸）の病変を含めての切除が勧められます。完全に切除できた場合，治癒も期待できるからです。

　また，完全な切除が困難でも，抗がん薬治療が効いて転移病変が小さくなり，完全に取り切ることができる状況になれば，切除を考えます。切除した患者さんたちの多くで良好な予後が得られたと報告されているからです。そのため，もう少し小さくなれば切除できると判断される場合は，ある程度強い副作用を覚悟しても腫瘍の縮小効果を優先して積極的な抗がん薬治療が行われることが多いようです。

　また，転移病変を含めて全て取り切れた時の術後補助化学療法については，その有用性が明確にはされていません。但し，病期（ステージ）Ⅱ/Ⅲの切除症例ではその効果が証明されているので，やはり行った方が良いと考えます。

胃がんでは，取り切れる状況でも肝転移，肺転移は切除しません

　大腸がんの場合とは違い，胃がんの場合は肝臓や肺に転移した部分を含めて切除できるとしても，原則的には手術は推奨されません。肝臓や肺の転移があったり，腹膜や遠隔リンパ節に転移のある胃がんでは，手術で治癒が期待できないことから切除不能と判断され，抗がん薬治療が推奨されます。

　実は以前から医師の間でも，がんの量を減らせば（減量手術）より長い延命効果が期待できるという考えがあり，抗がん薬治療と減量手術を比較する試験が行われました。しかしその結果は，切除しても延命は望めないというものでした。これを受けて，現在は転移がある胃がんに対して手術はしないことが推奨されています。しかし，これらのことは原則であって，個々の患者さんの状況によっては推奨の内容が異なります。これらのことを知って担当医と相談していくのが良いかと思います。

5

薬を使ったがん治療のこと，もう少し詳しく

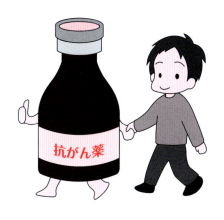

5 薬を使ったがん治療のこと，もう少し詳しく

①薬を使ったがん治療で，副作用とどう付き合ったら良いのでしょうか？

なぜ，抗がん薬には強い副作用があるのでしょう？

　抗がん薬の主作用はがん細胞の増殖を抑えることです（ちなみに，期待される主作用以外の好ましくない作用のことを副作用といいます）。どんな薬（化学物質）でも，有効な適正使用量を超えて過剰に摂取すれば副作用は必ずあります。例えば，私たちの生存に欠かせない食塩（これは薬ではありませんが，立派な化学物質です）ですら，過剰に摂取すれば中毒を起こし，大量になると死に至ってしまいます。そこで全ての薬には，その効果が得られつつも副作用は起こらない投与量（安全域）が決められています。

　ところでこの安全域，一般の薬では幅が広いのですが，抗がん薬の場合は大変狭いのです。つまり，効果が得られる投与量と副作用が起こってしまう量が非常に近いわけです。抗がん薬にはこのような特徴があるため，どうしても副作用が必発となります。しかし，がんという病気の重大性を考えれば，メリット（主作用）がデメリット（副作用）を上回ると判断された時には使用されることになります。

　先の項目でもお話した通り「がん」はもともと自分の細胞から増殖してきたものですから，これを薬で攻撃すると，同時に患者さん自身の正常な細胞も副作用という形で傷つけやすいのです。これを予防したり和らげたりする治療を支持療法といいます。

まず，副作用をお互いに理解し合うことが大切です

　「先生，私は抗がん薬が嫌なんじゃないの，副作用が嫌なの」これは，抗がん薬治療を止めたいと仰った大腸がん患者さんの言葉です。抗がん薬の副作用が日常の生活に大きな支障をおよぼしているんだという，ご自身のつらい思いが伝わってきました。抗がん薬治療を受けている患者さんは多かれ少なかれ，皆この副作用で困ったという経験をお持ちです。

　ここでまた，医師と患者さんとの間にある，よくある副作用の捉え方の違いについてお話しします。医師は往々にして生命の維持という側面から安全の度合いとしての副作用評価をします。例えば患者さんに全く自覚症状がなくても，白血球がほとんどない状態になっていれば，医師は急いで対処を始めます。一方，患者さんは「苦痛」や「つらさ」などの自覚症状と，その症状のために今まで通りの日常生活が送れなくなったことなどを大きな苦痛と感じられ，副作用の度合いを判断します。ここにお互いの捉え方の違いが生じます。例えば，脱毛が良い例です。脱毛で生命に危険がおよぶことは決してありません。医療者は「また生えてくるんだから，そこは我慢できないでしょうか？」と考えます。でも患者さんの中には，「髪の毛が全部抜けてしまって，自分が自分でなくなったみたい。私

はもう価値のない人間になったのでは？」と考える方もおられます。

　医師は採血などのデータや診察から安全性としての評価は必ずします。でも，患者さんやご家族の抱えている「つらさ」は，患者さんの側から伝えて頂かないと医療者側は見落としてしまうことになります。人の価値観はそれぞれ違います。ましてや医師という，患者さんとは異なった立場にある者が，患者さんの「つらさ」をすっかり理解し，十分に共有することはなかなか難しいことなんです。だからこそ，その「つらさ」を医療者に理解できるよう伝えて頂くことが必要になります。日常診療の場で日頃の暮らしぶりとか日常生活などについても話し合う必要があるのはこのためです。

　比較的わかりやすい説明の仕方に，「（日常生活の中で）何々ができなくなった」のように生活の活動度で表現する方法があります。診察前にどのように話したら分かってもらえるか…なんてことを一度考えてみるのも良いかと思います。繰り返しになりますが，結論は「対話」が必要だということです。医師が忙しそうな時は，看護師さんや薬剤師さんに声をかけてみても良いかと思います。

抗がん薬の使用目的が異なると，副作用を我慢する度合いも異なります

　同じ薬でも，抗がん薬治療の目的によって，使い方は異なります。治癒を目的とする場合と延命および症状緩和を目的とする場合の2つに大きく分けて考えることができます。

　手術と組み合わせて用いる術後補助化学療法は，がんの「根治」つまり治癒を目的とした治療です。手術で取り切った病変以外に，目に見えない細胞レベルで残っているかもしれないがん細胞を抗がん薬の力で消し去ることが目的です。大きくなってしまったがんに対する抗がん薬の効果には限界がありますが，わずかな細胞だけであれば消せることもあるのです。この場合は治癒が目的ですから，患者さんにもより頑張って頂く必要があります。術後補助化学療法の場合は，治療期間が定められています。また，その期間に十分な抗がん薬の投与ができたかどうかが，その後の結果に影響することも分かってきています。ですから，生命に危険のない範囲でできるだけ減量せずに，そして休まずに治療を受ける方が良いのです。実際の診療では，「例え再発してもこれだけやったのだから悔いがない」と思うくらいの気持ちで臨んでもらっています。個人的な経験上のことですが，多くの患者さん達は，半分のコースを過ぎると頑張り切る力がより出てくるように思えます。

　もうひとつは手術で取り切れない範囲まで拡がってしまったがんに対する抗がん薬治療です。それは，治癒ではなく，がんの増殖を抑えることによって症状を和らげたり，人生という日々を延ばすことが目的となります。前述の通り，抗がん薬の治療は定まった期間ではなく，効果がなくなるまで継続して行われますし，その間はずっと副作用と付き合うことになります。この場合は，本来の目的の日常生活を過ごすということに焦点を当てることが大切です。ですので，副作用はある程度我慢ができる範囲内で治療内容が決められていきます。やはり治療を受ける時には，その治療の目的を明確に知っていることが大切かなと思います。

5 薬を使ったがん治療のこと，もう少し詳しく

②21世紀に入ってから，薬を使った治療は大変な進歩を遂げました

　手術でがんを完全に取り切ることができない胃がん，大腸がんの患者さんを治癒（完全に治ること）にまで導く医療技術はまだないことを話してきました。でも，これからの時間を延ばしていくこと，ご自身の人生をさらに楽しむことを支える医療技術は進歩してきています。新たな抗がん薬が次々と開発されてきた結果です。同時に，副作用に対しても支持療法に用いる新たな薬剤が開発されてきています。

がん治療に用いる薬とその効果は，日進月歩の状況です

　現在の抗がん薬治療でも結局は治癒が得られるわけでもなく，また副作用もあるので，もちろん満足のいく内容とは程遠いと感じられることでしょう。しかし，抗がん薬治療が2000年代から急速に進歩していることは事実です。1990年代に比べると，患者さんの人生は胃がんで約2倍，大腸がんでは約3倍も延びました。そして，今後も新しい抗がん薬の開発によってさらに進歩は続くと期待されます。

　薬の歴史が，人類の歴史と同じといわれるほど古いのに対して，抗がん薬の歴史はまだまだ新しいものです。実は放射線治療よりも歴史は浅いのです。でも，その出発点は悲しい歴史から始まります。初めての抗がん薬は，第一次世界大戦で使用されたマスタードガスという毒ガスから開発された「ナイトロジェンマスタード」でした。そしてその後，次々と新たな化合物が抗がん薬になりました。これは科学の力をどのように使うかで人の不幸と幸福が分かれる良い例です。

　胃がん，大腸がんをはじめとする消化器がんの治療で中心的役割を担う5-FU（5-フルオロウラシル）は，1956年に合成されました。その40年後にイリノテカンが開発されるまでは5-FUの力だけが頼りの時代でした。しかしその後，分子生物学と抗体精製技術の革新的進歩が分子標的治療薬という新たな抗がん薬を創り上げました。そしてその技術は今，免疫の領域にも応用され，免疫チェックポイント阻害薬の開発につながっています。

　同時に副作用を軽減する支持療法薬の進歩も著しいものがあります。特に抗がん薬の副作用の代名詞でもある吐き気や嘔吐はかなり抑えることができるようになりました。前述の通り，これらの薬は全て臨床試験の結果，世に出てきたものであることも付け加えておきます。是非これらの恩恵を十分に受けてくださればと思います。

5 薬を使ったがん治療のこと，もう少し詳しく

③ひとりひとりの体質に合った治療ができるようになりました

抗がん薬の効く患者さん，効かない患者さん

　標準的な抗がん薬を標準的な量で投与しても，その効果や副作用の現れ方，程度は様々です。とても効いた人もいれば，残念ながら期待した治療効果が得られない人もおられます。この違いは何によるものなのでしょうか？

　現在，この違いは個々の患者さんが持つ遺伝子情報の差によるものと考えられています。少し難しい話になりますが，個々の人が持つ遺伝子情報の全体を「**ゲノム**」と呼びます。この言葉，どこかで耳にされた方も多いかと思います。このゲノムの差は人と人の（体質の）違いを作る要素となり，その人の持つゲノムによって，抗がん薬の効き方はもちろん，副作用の現れ方や程度も違ってきます。

　しかし逆に言うと，その人のゲノムが分かれば最も効果的な治療方針も分かってくるのでは？　と研究者たちは考えました。そこで，がん患者さんひとりひとりの細胞を遺伝子レベルで分析し，適切な薬のみを選んで治療して行こうという考え方が出てきました。これを**プレシジョン・メディシン**（精密医療）と言います。いわば各個人に応じたオーダーメイド医療です。この言葉は，2015年に当時アメリカ合衆国の大統領であったバラク・オバマの一般教書演説において発表され，世界的にも注目されています。

患者さんひとりひとりに最適な治療を

　「遺伝子医療時代」を目前にした現代，一部のがん治療はすでにオーダーメイド医療として，臨床応用されています。例えば胃がんや大腸がんの治療に用いられるイリノテカンという抗がん薬では，*UGT1A1*という遺伝子の多型を持つ患者さんに重い副作用が現れやすいことが知られています。治療開始前にこれを調べることで重い副作用の可能性を予測することができますから，予め薬の投与量を減らすなど，副作用対策を立てられます。

　また，新しいタイプの治療薬として知られる「分子標的治療薬」は，がん特有の分子（遺伝子や蛋白質）を標的とする薬です。そのため，この種類の薬の効果は遺伝子の差に左右されるのです。すでに一部の薬剤では調べるべき遺伝子が分かっており，個別化医療が実践されています。例えば胃がんでは「HER2」という蛋白質が過剰に現れている患者さん（*HER2*遺伝子が関係）には，トラスツズマブという薬が有効となりますし，大腸がんでは「*RAS*遺伝子」が変異を起こしている患者さんに対し，EGFR抗体薬（セツキシマブ，パニツムマブ）の効果がないことが分かっています。いずれも治療前に検査することで，その患者さんに利益のある治療方法を選択することができます。

5 薬を使ったがん治療のこと，もう少し詳しく

④ほとんどの治療が，通院でできるようになりました

　現在の抗がん薬治療の目標は，患者さんの QOL（人生の質，生活の質）を維持しつつ，副作用の少ない，しかし効果は高い治療を完遂・継続させる（抗がん薬の用量は減らさずに，副作用だけを抑える）ことです。このために医師，看護師，薬剤師をはじめとする多職種が連携して，患者さんが通院という形で抗がん薬治療（「外来がん化学療法」とも呼ばれます）を行えるよう，そして普段は自宅で療養できるような体制を作っています。

がん治療を通院で行うメリットとは

　通院で行う抗がん薬治療のメリットは，何と言っても患者さんの自由な生活の確保です。治療に要する時間（通院時間も含めて）以外は自宅で過ごせますので，リラックスした生活を送ることができます。

　この治療を行う時に有効なツールとして，「CV ポート」があります。4 章⑤（38 頁）でも説明しましたが，これは抗がん薬を長い時間（例えば大腸がんでは 46 時間）連続して点滴する治療によく使われる器具です。皮下に埋め込んで，注射針を着脱する「差し込み口」のようなものと思って頂くと良いでしょう。抗がん薬の点滴では，薬液が血管外に漏れると思わぬ副作用が現れます。腕の血管に毎回針を刺していると，時には血管の確保がうまくいかずに痛い思いをせねばなりませんし，薬液漏れの危険も高くなります。しかし CV ポートを使えば薬液漏れもなく，スムーズで安全な点滴が受けられることになります。

通院で行う抗がん薬治療を安全・有効に進めていくために

　通院で行う抗がん薬治療は，通院で行うという治療の性格上，患者さんの理解と協力が必要です。医師以外にも看護師，薬剤師，医療ソーシャルワーカーなどの医療スタッフが，それぞれの立場から専門的に関わり，抗がん薬のことや注意すべき副作用，緊急時の対応などから，高額医療費制度などの経済的な情報まで説明してくれますが，患者さんやご家族の協力があってはじめて成り立つシステムです。安全でより効果的な抗がん薬治療を受けるため，ぜひ医療スタッフらと共に治療に臨んで下さい。

　がん拠点病院には，抗がん薬に関する専門の医療職が常駐している「外来化学療法室（呼び方は施設によって異なります）」があります。この部門は，病院で実際に抗がん薬治療を行う専門ユニットで，安全に，かつ安心して抗がん薬治療を受けることができます。

6

がんによる苦痛や薬の副作用は **和らげる**ことができます

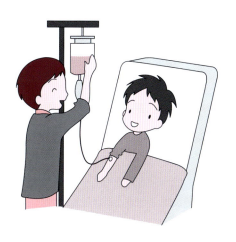

6 がんによる苦痛や薬の副作用は和らげることができます

①がんによる「痛み」は，こうやって軽くできます

「痛みの情報」を適切に伝えることが大切です

　がんになった時，多くの方々が最も心配する症状といえば，やはり痛みでしょう。ほとんどの痛みは医療で和らげることができます。でも，痛みは少しでも早く取り除いてほしいものです。そのためには，まずは痛みについて医療者に正確に伝えることが大切です。医師は，痛みに対して，「緊急性があるかどうか，痛みの種類は何か，そして痛みの原因は何か」をまず考えます。そこから最適な治療方法が見いだされるからです。ここでは，痛みを医師にどう伝えれば良いかについてお話しします。ここで話すことは，この後の副作用の項目にも共通することで，1章②（13頁）で書いたことの続きです。

① 「時期」：痛みはいつから始まったか。
　―急に始まったのか，徐々に始まったのか。
② 「部位」：どこが痛むのか。
　―胃のところとか，お腹全体とか。
　―他の部位にも痛みを感じることもあります。肩も痛いとか，背中まで痛いとか。
③ 「誘因」：何かして痛くなったのか。
　―食事後とか，空腹時とか，労働後とか。
　―立ち上がる時に痛むとか，横になっていると痛みがとれるとか。
④ 「種類」：どのような痛みなのか。
　―刺すような痛みなのか，鈍い痛みなのかとか。
　―持続しているのか，痛くなったり止んだりするのかとか。
⑤ 「程度」：どのくらいの強さの痛みなのか。
　―耐えられない痛みか，我慢できる程度か。
⑥ 「経過」：痛み始めてから今までの痛みの変化はどうなのか。
　―痛みは和らいできているのか，悪化してきているのか。
⑦ 「併発」：痛みとともに他の症状はないか。
　―一緒に熱がでたとか，吐き気がしたとか。

　最も大切なのは，「種類」と「程度」です。そこを適切に表現することがポイントになります。痛みの種類については，「ズキズキ」「キリキリ」「ズゥーン」といった擬音での表現も有効ですし，各地方の方言で表現されても良いでしょう。痛みの程度については，1章②（13頁）で書いたように，「10段階のうちのいくつ」で表現しても，日常生活で表現してもかまいません。例えば，「台所に立てないほど」とか「眠れないほど」など。問診，診

察そして検査などをして，痛みの原因の目星がついたら，鎮痛薬の処方から始めることになります。目的は，もちろん「痛みがすっかりなくなること」であり，痛みが完全に取りきれない場合は「日常生活ができるように」です。

がんの痛みを抑える手立ては色々あります

　鎮痛薬を3日～1週間程度使って様子をみます。もし，痛みに合わせて投与量を増やしてもまだ治まらないようであれば，別の薬を追加するか，別の薬に置き換えます。それでも痛みのある場合は，他の方法を考えていきます。よく使われる鎮痛薬を紹介します。

①**アセトアミノフェン（カロナール®）**：連用しても胃腸や腎臓にやさしいところがメリットです。十分な量を使用しないと効果がありませんが，逆に大量になると肝機能障害を起こすため，採血による定期的な肝機能検査が必要になります。

②**非ステロイド性消炎鎮痛薬（ロキソニン®，セレコックス®）**：抗炎症作用があるので，皮膚・筋肉や骨の痛みに対して特に有効です。胃腸や腎臓を傷めることがあるので，長期連用する場合は一緒に胃薬を服用します。効果には天井（これ以上増量しても効果は増えない）があり，処方量で無効な時は天井のないオピオイドを検討します。

③**オピオイド**：いわゆる医療用麻薬のことで，がんによる痛みには大変効果があり，がん疼痛治療の中心的薬剤です。副作用に注意しながら，痛みが消失するまで徐々に増量していきます。問題は，その副作用管理と薬に対する誤解です。副作用は，主に「眠気」「吐き気」そして「便秘」です。眠気と吐き気は連用するうちに軽減・消失しますが，便秘はずっと続く副作用です。痛みに対する効果と同時に，これらの副作用について相談しながら，投与量や投与方法を決めていくことになります。でも，麻薬には根強い誤解があり，麻薬という言葉に過剰に反応する方も多くおられます。「薬物依存症になるんじゃないか」とか，「寿命が縮む」あるいは「モルヒネ打って楽に死にたい」なんて，あたかも痛みをなくすことと引き換えに人格を捨ててしまうという，最後の手段のように思っておられる方々がおられます。でも，そんなことはありません。比較的早い時期からオピオイドを長期に使用されている患者さんはとても多いのです。また，抗がん薬治療や放射線治療などが効いて痛みが和らげば，オピオイドは減量して，止めることにも何ら問題ありません。医師の指示通りに使用さえすれば，依存症を心配する必要はありませんし，治療に用いた医療用麻薬が原因で命が縮まるということもありません。皮膚に貼るタイプの薬や，注射薬もあります。

　その他，痛みを軽くする方法として環境整備やアロマテラピー，そしてリハビリなど自身で行うケア，あるいは精神科領域の薬の併用から放射線治療や神経ブロックなどの専門的治療まで幅広くあります。痛みの治療については，患者さん自身が我慢しないで，常々医療者に伝えることが大切なんだと思います。

6 がんによる苦痛や薬の副作用は和らげることができます

②薬を用いた治療による，色々な副作用への対策は万全です

❶好中球の減少（免疫力の低下）による発熱には，こう対応します

　好中球とは白血球のひとつで，身体の外から侵入してくる病原微生物（細菌など）から身体を守る役割，いわゆる「免疫」の機能を担っている細胞です。

　がんに対して抗がん薬治療や放射線治療を行うと，血液細胞を造る役割を担う骨髄もダメージを受けてしまいます。骨髄の機能が低下すると，全ての血液細胞（赤血球，白血球，血小板）が造られにくくなります。赤血球の不足は貧血となって現れますし，血小板の不足は血が止まりにくくなる症状を引き起こします。では，白血球の不足はどうかというと，こちらは痛くも痒くもありません。けれども，実は最も深刻な副作用なんです。特に「免疫機能」の主役である好中球が不足すると，外界から入ってくる様々な微生物を防ぎにくくなってきてしまうからです。

　空気中には特別な場所を除いておびただしい数の微生物がいます。しかし健康な人は，呼吸しただけで病気（感染症）に罹ることはまずありません。健康な人の血液中には，十分な数の好中球があり，「免疫」が正常に働いているからです。しかし好中球数が不足してくると，体内に入ってきた病原微生物を防ぎきれずに感染症が起こります。抗がん薬治療中に好中球が不足した状態で発熱した場合を「**発熱性好中球減少症（FN）**」と呼びます。

がん治療中の感染症には要注意！

　感染症の初期症状は，発熱，悪寒などとして現れてきます。もちろん感染症は，健康な人にも起こります。しかし，健康な人の場合は「免疫」がしっかり働いているため，身体を休めれば自然に感染症は治癒に向かっていきます。これに対して，好中球が不足している人の場合は，感染症が瞬く間にどんどん重症化してしまいます。不幸なことに，がんの治療中に起こった感染症のために命を落とされる方もおられます。

　発熱性好中球減少症の治療は，基本的に抗菌薬を使った感染症に対する治療が主体となります。でも，好中球が減少しても感染症にならなければ，重篤な状況までに悪化はしていきません。好中球減少時の対策が重要です。これには，医療者と患者さん，そしてそのご家族の共同作業が必要です。好中球が減少する時期に感染しないよう，医療者は抗菌薬の予防投与や顆粒球コロニー刺激因子（G-CSF）という好中球の産生を促す皮下注射を使用します。一方，患者さんは，感染症にならないような日々の生活の注意が必要です。いずれにしても，治療中に急な発熱があった場合には，迷わずすぐに病院に連絡を入れるようにして下さい。

6 がんによる苦痛や薬の副作用は和らげることができます

②薬を用いた治療による，色々な副作用への対策は万全です

❷吐き気（悪心）や嘔吐には，こう対応します

　抗がん薬治療を受ける患者さんにとって最もつらい症状のひとつは吐き気（悪心）や嘔吐です。悪心や嘔吐が現れると，食欲がなくなって低栄養状態や脱水状態になったり，体力が消耗して寝込みがちの生活になってしまいます。そうなると，治療の継続すら難しくなることがあります。抗がん薬治療に関連する悪心や嘔吐は予防が大事なのです。

使用する抗がん薬で，制吐薬の処方を細かく変えます

　ひと昔前は副作用の代名詞であった悪心・嘔吐も，近年になって次々と新しい制吐薬が開発されたことから，大変乗り越えやすいものになりました。中心となる制吐薬は，①セロトニン（5-HT_3）受容体拮抗薬，②ニューロキニン1（NK_1）受容体拮抗薬，③ステロイド薬の3つです。具体的には，使用する抗がん薬に合わせた処方となります。悪心・嘔吐の起こる頻度が高い抗がん薬を使用する時は，全ての制吐薬を使い，頻度の低い抗がん薬の場合は，使用しないか，または1種類のみを使ったりします。また，治療時の制吐薬の効果に応じて，次回投与時の処方が検討されます。制吐効果が不十分だった場合は，使用する制吐薬の種類を増やしたり，その他の工夫を行います。また，これらの制吐薬ではなく，精神安定剤が有効なこともあります。

　ところで，悪心と嘔吐では大きく異なる点があります。嘔吐とは，口から胃の内容物を吐き出す行為ですから，医療者も客観的に評価できます。しかし悪心は，気持ちが悪くて吐きそうな「感じ」なので，「痛み」と同じく医療者に正確な言葉で伝えないと，患者さんのつらさと医療者の評価にズレが生じてしまいます。「本当につらいのに，何もしてくれない」となってしまわないよう，ここでも伝える技術が必要です。痛みと違って，吐き気の「程度」を表現するのは難しいかもしれません。そんな時は，「つらさ」という言葉に置き換えてみましょう。「つらさとしては，10段階でいくつくらいです」とか，「寝ることもできない」など，日常生活にどの程度影響しているかで説明すれば良いと思います。

　医療的安全性の面から言いますと，水分が摂れない状況の時は迷わず病院に連絡を入れて下さい。点滴で水分を補う必要があります。また，繰り返しになりますが，抗がん薬治療に対する苦手意識や恐怖感を持ってしまうと，次回からの治療を受けたくなくなるものです。抗がん薬治療は短距離走ではなく，長距離走のようなものです。次回以降も続けられるよう，あまり我慢しないで医療者の伴走のもと，走り続けられるようにしましょう。

覚えておきたい悪心・嘔吐への対策

　抗がん薬治療を受ける前には，看護師または薬剤師から，治療のスケジュール，今後悪

心・嘔吐の起こってくる時期の目安，そして予防などの説明を受けます。抗がん薬治療の初回は特に不安で一杯のはずです。今後起こり得ることを前もって知っておくのは気持ちの準備となり，良い結果をもたらします。医師以外にも看護師や薬剤師が専門的に説明をしてくれます。また，患者さん自身が日常生活でできる悪心・嘔吐の対策もあります。但し，これらは工夫のひとつであり，患者さんごとにもちろん効果は異なります。ご自分だけのやり方というものを見つけることも大切かもしれません。

① 体調管理でできること
- 治療の前日は十分に睡眠をとって，体調を整えることは良いようです。
- 便秘対策を十分にしておくこと。便秘自体も悪心・嘔吐の原因になります。
- 身体を締め付ける服装は避けること。服装でもいろいろと工夫できます。
- 適度に身体を動かすと良い場合もあります。例えば散歩でリラックスするなど。
- 口腔内は清潔にしておくこと。歯磨きが困難な場合はうがい薬を使用します。

② 環境整備でできること
- 花や香水などの匂いが強いものを避け，また室内の換気に気を付けること。匂いや温度湿度に敏感になるため，周囲の方が注意することが必要です。
- 音楽を聴いたり，写真や絵を観たりして気分転換を図ってみること。リラクゼーションは有効です。
- 予め吐物受けを準備しておくこと，吐いてしまった時に片付けやすくすることは大切です。

③ 食事の工夫でできること
- 治療当日の食事の量は控えめ（多くても腹八分目）にして，消化の良いものを摂りましょう。制吐薬により胃腸の働きの低下から吐き気を惹起することがあります。
- 匂いがきついものや脂っこい食べ物を避けること。吐き気がある時は冷えたさっぱりとしたものの方が好まれます。
- 栄養補助食品を有効活用しましょう。最近はビスケットやジュース，ゼリーなどいろいろな形態の美味しいものがあります。

④ 吐き気が起こった時にできること
- お腹の緊張をとるように楽な姿勢になること。寝てしまった時に吐物を飲み込まないよう，横向きがお勧めです。
- 冷たい氷水やレモン水などでうがいをすること。氷やキャンデーなどを口に含むことも有効です。
- 吐き気が強い時は，一度吐いてしまった方が楽になることもあります。その時は気管に入らないように注意して下さい。

その他にも工夫できることはたくさんあります。是非，看護師や栄養士の話を聞くようにして下さい。患者さんの体験談で参考になるものもあります。

6 がんによる苦痛や薬の副作用は和らげることができます

②薬を用いた治療による，色々な副作用への対策は万全です

❸下痢や便秘には，こう対応します

　下痢や便秘は，抗がん薬治療の副作用としてはポピュラーなものです。しかし症状が長引いたり，程度がひどい場合は，苦痛のため治療を続けることが難しくなるだけでなく，生命に危険をおよぼす場合もあります。治療時だけでなく，日頃からの便通管理が大切です。例えば食事の内容を工夫したり，薬を使って便通を整えておく必要があります。

　抗がん薬にも下痢を引き起こす薬，便秘を引き起こす薬と，それぞれ性質が異なります。胃がんや大腸がんで使用する抗がん薬のほとんどは，下痢になりやすいタイプの薬ですが，悪心・嘔吐の予防に用いる制吐薬の作用で便秘傾向になることがあります。

イリノテカンを使用している時に注意すること

　胃がんにも大腸がんにも使われるイリノテカンという抗がん薬は，点滴で投与された後，肝臓で代謝されて胆汁となり，便中に排泄されます。しかし便秘があると，腸内の便に含まれるこの薬の成分が腸で再吸収されて血液に戻ってしまい，副作用が強くなると言われています。治療前に便通を良くしておく必要があります。

　また，イリノテカンは下痢を起こすことで有名です。下痢は投与後24時間の内に発症する早期性のタイプと，投与数日から2週間の内に発症する遅発性のタイプがあります。早期性の下痢には抗コリン薬が使われ，遅発性の下痢には止痢薬が用いられます。最近では稀ですが，遅発性のタイプでは，水様性の下痢が長期間続いて腸粘膜が破綻し，それに好中球減少が重なると，腸内の細菌が血液に入り込んで敗血症という重篤な状態になることがあります。発熱や悪心・嘔吐といった下痢以外の症状がある場合は，我慢せずに病院に連絡を入れて下さい。十分な水分を摂れない時は要注意です。点滴による水分補給が必要です。

下痢と便秘に対する治療の特徴

　下痢と便秘に対する治療は，悪心・嘔吐のような予防というよりは，現れた症状に対する治療が中心となります。止痢薬や下剤が予め処方され，症状が現れた時に使うという形で行われます。それぞれの抗がん薬治療時の下痢や便秘の症状や持続時間，頻度，苦痛の程度をきっちり確認した上で，あらためて次回からの予防対策をします。もちろん，これまでの排便習慣や薬の使用間隔を確認してからの治療となります。原則的に便通は，日常生活での習慣であり学習できるものです。繰り返しになりますが，日頃の生活にも注意を払って下さい。また，一度ひどい下痢を起こしてしまった時には，腸管内の正常細菌叢（善玉菌といわれる菌たち）のバランスが破綻してしまいます。処方される乳酸菌製剤や市販の乳酸菌飲料をこまめに使用することはとても良いことです。

6 がんによる苦痛や薬の副作用は和らげることができます

②薬を用いた治療による，色々な副作用への対策は万全です

❹身体のだるさ（倦怠感）には，こう対応します

　がん患者さんの7〜10割が倦怠感を経験すると言われています。がんに伴う倦怠感は日常的な疲れとは違って，休憩をとってもなかなか楽にならず，だるさが続いて日常生活に影響をおよぼすほどつらいものです。この厄介な倦怠感を改善するためには，まずそのだるさの原因ががんによるものなのか，それ以外に原因があるのかを知っておく必要があります。

<u>倦怠感は，抗がん薬治療以外の原因でも起こります</u>

　倦怠感は，①甲状腺機能，副腎機能などからのホルモンのバランスが崩れている，②血液中の電解質（ミネラル）のバランスが崩れている，③肝臓・腎臓・心臓などの臓器が正常に働いていない，④気持ちのつらさや意欲の低下，気分の落ち込みなどの精神的な衰弱，⑤貧血や脱水など，身体の中の水分の不足，⑥オピオイド（鎮痛薬）など，抗がん薬以外の薬物による副作用，などが原因で起こることがあります。

　これらの原因がある場合は，まずそちらの治療を行います。

　しかし，もしこれらに心当たりがない場合はがんに関連した倦怠感であると考えられますので，ステロイド薬（デキサメサゾンやベタメタゾンなど）を使った治療が行われます。

　但し，ステロイド薬を長期に使用した場合，副作用が問題になります。ステロイド薬自体が倦怠感の原因になることもあるのです。その他，漢方薬（補中益気湯，十全大補湯）が効く場合もあります。抗がん薬が原因の倦怠感は，ピークを過ぎると症状が軽減しますので下記のような自己管理も有効です。

<u>倦怠感に対して，自分でできることもあります</u>

　程度によりますが，日常の生活習慣の中に対応策があることが多いようです。効果は人それぞれですが，意識して自身に合ったものを取り入れていきましょう。

　　①体力を温存するために，十分な睡眠をとる。
　　②体力を温存するために，体調に合わせて適度な運動を取り入れる。
　　③体力を温存するために，日常生活でこまめに短い休息を取り入れる。
　　④自分のやりたいことを優先してその前に意識して休息の時間をとる。
　　⑤リラックスするために，入浴や足浴，アロマやマッサージを取り入れる。
　　⑥消化の良い栄養バランスのとれた食事や十分な水分を調子に合わせて少しずつ摂る。
　　⑦音楽や映画鑑賞，アロマやお香，そして散歩や趣味などで気分転換を図る。

6 がんによる苦痛や薬の副作用は和らげることができます

②薬を用いた治療による，色々な副作用への対策は万全です

❺食欲不振には，こう対応します

がん患者さんの約半数が，その診断時から食欲不振を訴えられますが，病気の進行につれて7〜8割に増えてきます。もちろん，抗がん薬治療中の方には，現れやすい症状です。

食欲不振は，抗がん薬治療以外の原因でも起こります

食欲不振の原因は，抗がん薬以外にも，がんそのものであったり，偶発的な合併症であったりすることもあります。いくつかの点に気を付けてみましょう。

口の中を見て下さい。口内炎（71頁参照）はありますか？舌がヒリヒリしていたり赤く腫れている場合は舌炎です。また，口の中に白い膜状やカスのようなものがたくさんこびりついていたらカビ（口腔内カンジダ症）の可能性があります。口臭で気が付くこともあります。それぞれ，薬による治療が必要です。噛み合わせはどうですか？病気になり歯肉が痩せて入れ歯が合わないこともあります。歯科医師へ相談して適宜合わせてもらうと良いでしょう。但し，使用している抗がん薬によっては，抜歯などの出血が伴う処置を行うのは難しい場合があります。主治医とも相談して下さい。

肺炎のような感染症や胃腸炎，がんによる腸閉塞なども原因となります。痛みや呼吸の苦しさなど，他の身体症状が関係していないかは大切です。その他，意外に多い原因は精神的ストレスです。十分な睡眠や気分転換は有効です。

食欲不振の時にできることもいろいろあります

まず，食欲そのものがないのか，あるいは味覚が変わってしまったせいで食べられないのか，または食べたいけれど喉を通らないのかを分けて話すと，医師は治療方針が立てやすくなります。食欲そのものがなかったり，味覚が変わってしまったような場合は，食事の工夫が大切です。栄養や食事の量にこだわらず「好きなものを，食べたい時に食べたいだけ摂る」のが一番です。また，食べやすいような形や量にしたり，味付け，盛り付け，食器などを工夫するのも効果的です。味付けの工夫としては，苦味や金属味が強い場合，塩分を控えめにし，だしを利かせて味をはっきりさせると良い場合があります。甘味が強い場合は，砂糖やみりんを控えて，醤油や味噌で塩味を利かせるのが良いでしょう。いずれの場合も，酸味や香辛料をうまく利用するのがコツです。酢の物を好まれる方が多くおられます。なお，咀嚼が嫌な感じの場合はスープ類を多用すると良いでしょう。

口腔ケア（72頁参照）は必須です。なお，薬による治療では，ステロイド薬やプロゲステロン製剤，あるいは抗不安薬や抗うつ薬が使用されます。それぞれに副作用もありますので，受診の都度，適宜調整してもらうことが大切です。

6 がんによる苦痛や薬の副作用は和らげることができます

②薬を用いた治療による，色々な副作用への対策は万全です

❻脱毛には，こう対応します

　胃がん，大腸がんに使用する薬で必ず脱毛を起こすものとしてパクリタキセルとドセタキセル，次いでイリノテカンが挙げられます。脱毛は多くの場合，抗がん薬投与の2～3週間後に起こり，髪以外の体毛（眉毛，陰毛，ひげなど）も同じように抜け落ちます。髪は，抗がん薬治療が終われば3～6ヵ月後には再び元通りに生えてきます。

　残念ながら，今のところ脱毛の予防法はありません。頭部を冷やす方法なども試みられてきましたが，有効性がはっきりと証明されなかったため，現在は行われていません。

抗がん薬治療を始める前に覚えておきたい脱毛対策

　以下に，脱毛に関して知っておきたいこと，日常生活での工夫を挙げておきます。

①事前に脱毛があると分かってはいても，突然髪が抜け出すことになりますので，多くの患者さんは大変驚かれます。毛がなくなることよりも，「毛がバサッと抜ける」経験に最もショックを受けられるようです。抜けた毛の処理のためにはキャップなどを使用します。ウイッグ（かつら）や帽子などを予め用意しておくことは，気持ちの和らぎにつながったりします。育毛剤は脱毛予防には効果ありませんが，再発毛時には効果があるかもしれません。

②予め髪を短めにしておくと，脱毛が起こった時に処理がしやすいと思います。洗髪時には爪を立てずに，やさしく洗いましょう。脱毛が起きる際にピリピリとした感覚があります。いつも使っているシャンプーでしみるようならば，刺激の少ないシャンプーを使うと効果的です。脱毛後も頭皮はこれまで通りのシャンプーを使いましょう。

③髪への負担はなるべく避けた方が良いでしょう。例えばヘアブラシは柔らかいものを使用し，ドライヤーの温度も低めにすると良いでしょう。

④頭皮は清潔に保ちましょう。脱毛が起こると，頭皮はより刺激を受けやすくなり，また身体の免疫力が落ちている時には，感染症（毛膿炎）を起こしやすくなります。洗髪の回数を極端に増やす必要はありませんが，これまでの生活習慣と同じ程度には洗髪したほうが良いでしょう。

　脱毛の困った点は，その人の容姿容貌の変化です。自分自身は何ら変わっていないのに周囲からの目が勝手に変わってしまうことは，とてもつらいことです。ご家族や親しい方々に事前に脱毛についてお話ししておくことは大切です。

　ところで，ほとんどの方は脱毛で容貌が変わると思っておられますが，実際は眉毛と睫毛がなくなることが最も大きく影響します。脱毛前に写真を撮っておいて，眉毛ラインを以前のように描けるよう準備を整えたり，伊達メガネを掛けるのが有効です。

6 がんによる苦痛や薬の副作用は和らげることができます

②薬を用いた治療による，色々な副作用への対策は万全です

❼皮膚症状（発疹，発赤，ただれ，シミなど）には，こう対応します

皮膚障害を完全に防ぐことは困難です

　抗がん薬治療による皮膚障害は，発疹，紅斑，色素沈着，ただれ，爪の変化という形で起こってきます。皮膚障害そのものが命に関わるようなことはまずありません。しかし，痒みや痛みなどは患者さんにとって大変苦しいことですし，何より皮膚の変化は目に見える症状ですから，顔などに発疹などが現れた場合などは，気持ちもふさいでくるというものです。このことは患者さんの日常生活にも大きな影響をおよぼします。

　残念ながら現在のところ，皮膚に現れる副作用を完全に防ぐ方法はありません。できることとしては，早い段階で皮膚症状に対処して，症状をうまくコントロールすることです。

皮膚障害には，薬の効果のバロメーターという一面もあります

　ところで，この皮膚症状という副作用が現れてくることは，実は悪いことばかりではないのです。一部の分子標的治療薬（セツキシマブ，パニツムマブ）では，皮膚症状が強く出る患者さんほど治療効果が高いと言われています。つまり，皮膚症状の強さが薬の「効きの強さ」のバロメーターとしても考えられるわけです。ですから，皮膚症状の現れた時は抗がん薬を休まずに，症状管理を優先します。けれども，事前のスキンケアで薬の効果は落とさずに皮膚障害の程度を和らげることができます。

皮膚症状を軽くすませるため，スキンケアを行いましょう

　以下に，症状別の治療方法を記します。ひどくなる前に，スキンケア（保清，保湿，保護）をしっかり行って，皮膚症状を悪化させないようにしましょう。一般的に女性はスキンケアに慣れておられるのですが，男性は苦手な方が多いようです。看護師，薬剤師からの説明をしっかり聞いて日々がんばって下さい。

①**発疹・発赤**：広範に発症した場合は，薬疹であるかどうかを確認しましょう。抗がん薬以外の薬でも薬疹は起こります。薬疹の場合は，原因の薬を中止しない限りさらに悪化します。主にステロイド軟膏を塗ったり，患部を冷やしたりして対処します。まずは，医療機関への連絡が必要です。特に発疹や発赤が身体のみならず口の中やまぶたの粘膜まで拡がると，危険な場合もあります。ただちに医療機関へ受診して下さい。また，水疱を形成して痛みを伴う場合は，帯状疱疹のこともあります。免疫が低下している状況でしばしば起こります。早い治療がその後の痛みの予防になります。ちなみに，青森県の津軽地方では「つづらご」と言います。

②ただれ：とにかく，皮膚を乾燥させないことが大事です。このためには保湿薬が使われますが，痒みが強い場合にはステロイド軟膏や痒み止めを内服することもあります。気を付けなければいけないのは，無意識に皮膚を掻いてしまうことです。皮膚を傷つけると，感染症の原因となってしまいます

③しみ・色素沈着：スキンケアが中心となります。これらの症状は日光に当たりすぎると悪化しますので，紫外線対策（UVケア）をしっかり行いましょう。

④手足症候群：耳慣れない症状かもしれませんが，治療開始から2週間くらいの時期に，手のひらや足底が部分的に紅くなることで現れ，6～9週目まで続く副作用です。フッ化ピリミジン系抗がん薬（5-FU，カペシタビン，ティーエスワン®など）と分子標的治療薬のレゴラフェニブで起こります。手掌足底に現れる斑状の色素沈着から始まり，圧力がかかる部分の皮膚が硬く腫れてきてます。進行すると痛むようになり，さらに症状が進むと水ぶくれになってきます。尿素軟膏を使って角質（硬くなった皮膚）を取り，同時に強めのステロイド軟膏を塗ります。

この副作用に対しては，手や足の保湿と，皮膚に圧力ができるだけかからないようにする工夫が有効です。

⑤分子標的治療薬セツキシマブ，パニツムマブによる皮疹：ざそう（にきび）様発疹から始まり，皮膚乾燥（乾皮症）そして爪囲炎に進行します。ざそう様発疹は「にきび」に似た発疹ですが，病態は全く異なります。治療はステロイド軟膏を使用します。状況に応じて弱いタイプから強いタイプの薬を選択します。抗炎症作用のある抗菌薬（ミノサイクリン）を事前から予防服用します。皮膚乾燥については，適宜保湿剤を使用します。そして，爪囲炎は，物を持ったり歩いたりといった，手足を使う動作の際に強い痛みが現れるため，日常生活にかなり影響があります。ステロイド軟膏を塗ったり，テーピングで対処しますが，適宜皮膚科で専門的な治療を受けることになります。

6 がんによる苦痛や薬の副作用は和らげることができます

②薬を用いた治療による，色々な副作用への対策は万全です

❽薬に対するアレルギー反応などには，こう対応します

アレルギー反応とインフュージョンリアクション

　抗がん薬の投与中または投与後に起こる急性の過敏反応の総称を「過敏性反応」といいます。具体的には，蕁麻疹や浮腫，嘔吐，発熱，呼吸困難，血圧低下，失神など，様々な症状となって現れてきます。皮膚障害の項で説明した薬疹も過敏性反応です。専門的には，過敏性反応にはアレルギー反応とインフュージョンリアクション（輸注反応）とがあります。発生のメカニズムは異なりますが，症状自体は似ています。

　アレルギー反応に注意を要する抗がん薬は，パクリタキセル，ナブパクリタキセル，ドセタキセルやオキサリプラチン，シスプラチンなどです。アレルギー反応の多くは初回投与時に起こりますが，オキサリプラチンは6〜8サイクル以降に発症してくるのが特徴です。いずれも事前にアレルギー予防薬を投与して発症を抑えます。一方，インフュージョンリアクションは分子標的治療薬などの抗体薬で起こることが知られています。胃がんで使用されるトラスツズマブが知られています。

　発症後の治療は，どちらもステロイド剤を中心としたものとなりますが，アレルギー反応の場合は薬剤の投与中止が原則であり，インフュージョンリアクションの場合は症状をみながらゆっくりと再投与する点が大きく異なります。

注意の必要な「アナフィラキシーショック」

　アレルギー反応のひとつである「アナフィラキシーショック」は，全身の臓器に重い症状をひき起こし，時には命を脅かすほどの状況になることもあります。急激に血圧が低下（最高血圧 90 mmHg 以下）して，ショック状態になった場合はすぐに治療することになります。次の項に初期症状について説明します。アナフィラキシーショックが起きたら，以後は原因となった薬剤の再投与はできません。

過敏性反応に対しては，このような注意が必要です

①アレルギー体質がある場合は事前に医療者に伝えて下さい。

　食事のアレルギーがあったり，以前薬でアレルギー反応を起こされたことのある方，あるいは血縁関係者にひどいアレルギー反応が現れた方がおられる場合は，事前に主治医に伝えて下さい。その際は抗ヒスタミン薬やステロイド薬，解熱鎮痛薬などを使用してアレルギー予防対策をします。また，セツキシマブに関しては赤肉（牛肉など）のアレルギー歴やマダニ咬傷歴のある方は注意をするべきとの報告があります。

②事前のサイン（初期症状）を見逃さない。

　過敏性反応の主な初期症状は，くしゃみや咳嗽，熱感や掻痒感，咽頭不快感や発疹発赤などです。多くは点滴投与中に起こってきます。具体的には「鼻がつまってきた」「くしゃみが出始めた」「身体がむず痒くなってきた」「喉が変な感じだ」「なんとなく息苦しい」「急に便意を催した」「唇や手足がしびれる」など，本当に様々です。多少の変化でも必ずすぐに近くの看護師や薬剤師に声をかけるようにして下さい。「何だか変」という感じ方が重要です。最初は軽微な症状でも，その後一気に重篤となることもあります。また，オキサリプラチンの場合，前回上記のような症状がでた方の多くで，次の治療時にアナフィラキシー様の症状が現れています。初期の対応と早い段階での治療が大切です。

③アレルギーが起こってしまった時は，医療機関を受診して下さい。

　アレルギー反応は，治療後数日経って軽微な皮膚症状として発症するものから，アナフィラキシーショックのように点滴投与中に起こる重篤なものまで幅広くあります。軽微なものなら，症状が現れた時に服用できるよう，事前にステロイド薬や抗ヒスタミン薬が処方されている場合もありますが，患者さんご自身でその程度を判断することは難しいと思います。医療機関への受診をお勧めします。

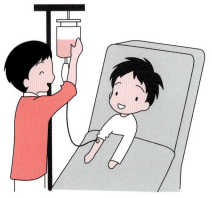

インフュージョンリアクションやアナフィラキシーは，外来化学療法室で起こりやすい副作用です。ご自身のアレルギー歴などは治療前にお伝え下さい。治療（点滴など）開始後も，全身の痒みや息苦しさなど少しでも「何だか変」な症状が出てきたら，我慢せずにお伝え下さい。

6 がんによる苦痛や薬の副作用は和らげることができます

②薬を用いた治療による，色々な副作用への対策は万全です

❾口内炎には，こう対応します

　抗がん薬を用いた治療では，口の中にもトラブルが起こります。抗がん薬が直接粘膜を傷害する場合と，抗がん薬の作用で白血球が減少した結果，二次的な口腔内感染が起こった場合が考えられます。前者はフッ化ピリミジン系抗がん薬（5-FU，ティーエスワン®，カペシタビンなど）で起こりやすいといわれています。発症した場合は，その程度により適宜休薬しますので，口内炎でつらい思いをしている時に無理に服用し続けることは避けた方が良いでしょう。フッ化ピリミジン系抗がん薬の場合は徐々に悪化してくることが多いので，経過をみて判断に困る時は医療機関へ連絡しましょう。口内炎はひどくなってくると，口の中の痛みのために水分や食事を摂ることすら難しくなり，大変つらいものです。

抗がん薬治療で起こる口内炎の症状は？

　抗がん薬治療を受けた4，5日後くらいから，何となく粘膜が腫れぼったく，ピリピリするように感じ出します。7〜12日目頃になると，粘膜が赤くなり，その一部は剥がれて潰瘍の状態になってしまいます。この時期が口内炎の症状（痛み）のピークです。抗がん薬治療を中断すれば，2〜4週間くらいで必ず元通りになります。但し，悪化した状態では，食事や十分な水分が摂れなかったり，感染症を発症して全身状態が悪化することもあるので注意が必要です。

口内炎が起こった時は，食べ物をこう工夫しましょう

　口内炎が起こった時には，食べ物に注意をしましょう。

①**刺激の強い物は避けましょう。**

　香辛料の多い食事は刺激となって炎症を起こします。特に塩味は粘膜の炎症を引き起こします。できるだけ薄味を心掛けましょう。飲酒や喫煙は粘膜をさらに傷めてしまいます。炎症が強い場合，柑橘類（レモン，オレンジなど）や柑橘系のジュースは，その酸味が刺激となります。また，知覚が落ちているため，熱いと感じないでやけどをすることもあります。適温にしてから摂るようにしましょう。

②**水分を十分に摂りましょう。**

　口の中の乾燥を防ぐため，こまめに水分を補給します。スポーツ飲料やアイスクリーム，シャーベット，スープ類などをお勧めします。水気の乏しいパサパサしたものは飲み込みにくいうえに，粘膜を傷つけることもあります。焼き魚より煮魚，ごはんもおかゆやおじやなど水分の多い食事がより望ましいでしょう。口に氷を含むことも有効ですが，氷の角で粘膜を傷めないように注意して下さい。

③飲み込みやすい食事にしましょう。

　細かく刻んだり，ミキサーをかけたり，とろみをつけたり…と，柔らかく調理することを心掛けましょう。また，炎症が強い時は，ピュレやゼリーなどの流動食を摂りましょう。十分に食事が摂れない時は，積極的に栄養補助食品を利用します。医療品もあります。市販されているものにはかなり種類がありますから，自分に合ったものが見つけられると思います。それでも食事が摂れない場合は，脱水状態にならないよう，医療機関での点滴補液が必要になります。

口内炎が起こったらこう治療します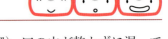

　口内炎の治療は原則，口の中を清潔に保つこと（口腔内清潔），口の中が乾かずに湿っているようにすること（口腔内保湿），そして痛みをとること（除痛）です。

①口腔内を清潔に保ちます。

　口内炎の程度に合わせた歯ブラシを選びます。炎症が悪化していれば，毛先の柔らかいものを選びますし，さらに悪化している場合は，スポンジブラシを使います。歯磨き粉は刺激の少ないものを選んで下さい。磨き方は指導してもらうのが良いでしょう。また，アズノール®やハチアズレ®などの薬を用いたうがいをこまめに行います。

②口腔内の湿潤を保ちます。

　口腔内が乾燥すると，自浄作用が低下したり疼痛が強くなりますので，いつも湿潤を保つようにします。水分を摂るようにすることももちろんですが，市販の口腔ケア用品を利用することをお勧めします。

③痛みを取り除きます。

　口内炎の痛みは，苦痛や栄養障害だけでなく治療中断や治療への気持ちが挫けてしまうなど治療効果にも影響します。積極的に取り除きましょう。使用するうがい薬（アズノール®うがい液1本を500 mLのペットボトルの水に溶かしたもの）に鎮痛薬を混ぜたり，漢方薬（半夏瀉心湯）を口に含んでもらうことがあります。また内服の鎮痛薬を使用することもあります。新しく承認された薬に，エピシル®口腔用液があります。これはがん治療に伴う口内炎の痛みを和らげるスプレーです。

やはり大事なのは口腔ケアです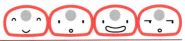

　口腔内には，多くの細菌が棲息しています（口腔内常在菌）。口腔内が不衛生になると細菌が増え，それが唾液と一緒に気管に入り込んで肺炎を起こすことがあります。また，口内炎や虫歯から細菌が血管に入り込んで全身に拡がり，高熱が出ることもあります。このような状態にならないためにも，口腔ケアを習慣として行いましょう。

①抗がん薬治療を始める前に口の中のチェックをしましょう。

　元々虫歯や歯肉炎がある方には，口内炎が起こりやすく，また悪化しやすくなります。治療を始める前に歯科医受診をして治療を事前に済ませておくことが口内炎予防の第一歩となります。また，治療が始まっても，いつも鏡で口の中を観察して下さい。

②**うがいや歯磨きをこまめにして口の中の清潔を保ちましょう。**

　繰り返しになりますが，口内炎が起こる前からうがいや歯磨きを習慣にしておくことが大切です。歯磨きは毎食後と寝る前に。口腔内の乾燥予防にはガムを噛むのも効果的です。体調が悪く，歯磨きをすると吐き気がする，痛みが強くて磨けないなど，口腔ケアができない場合は無理をせず，ぬるま湯でブクブクうがいを行います。

③**口内炎ができたら，義歯（入れ歯）は清潔に管理し，食事以外では外しておきましょう。**

　痛むようになった時は使用を控えます。義歯がなくても食べられるよう，食事の工夫を行います。

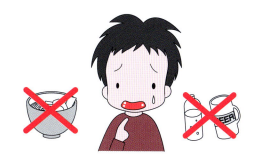

◆参考文献
1) 国立がん研究センター対策情報センター：がん治療と口内炎. 第2版（2012）
　　https://ganjoho.jp/public/qa_links/brochure/care.html
2) 前原喜彦監修：EBMによる漢方の使い方.

6 がんによる苦痛や薬の副作用は和らげることができます

②薬を用いた治療による，色々な副作用への対策は万全です
❿しびれには，こう対応します

実は厄介な「しびれ」の症状

　これまで抗がん薬の副作用と言えば，悪心・嘔吐が最も苦しい症状と言われていましたが，吐き気止め（制吐薬）の開発によりかなり改善しました。それに代わって注目されている副作用が「しびれ」です。手や足などに起こることから医学用語では末梢神経障害と言います。今のところ，しびれに対する際立って効果的な治療法はなく，また抗がん薬投与終了後も数年にわたって症状が残る場合も多いのです。しびれの現れ方は，使用する抗がん薬の種類によって異なります。しびれの原因となる抗がん薬としては，オキサリプラチン（胃がん，大腸がん），パクリタキセル（胃がん），ナブパクリタキセル（胃がん），ドセタキセル（胃がん）などが挙げられます。

　オキサリプラチンの場合，しびれの多くは投与当日から現れて数日間持続します。冷たいものに触れると現れやすく，手足の他，舌やのどなど，口腔内にも現れます。手袋をするとか温かいものを飲むなど，冷たいものとの接触を避ければある程度防ぐことができます。但し，数ヵ月経ってから現れてくる慢性のしびれは，その後ずっと持続することになります。例えば服のボタンを留めにくくなるとか，箸をとり落とす，足の裏に何かくっ付いていて靴を履いているのかどうか分かりにくい…などの症状が現れます。その場合はオキサリプラチンの使用を一旦中止して，症状が治まってから再開することもあります。

　パクリタキセル，ナブパクリタキセル，ドセタキセルによるしびれは投与初期には現れず，投与が長期にわたってくると高い頻度でみられるようになります。この原因は詳しく解明されていません。個人差がありますが，プレガバリン（リリカ®）やデュロキセチン（サインバルタ®），オピオイド（オキシコンチン®，タペンタ®）などの薬剤が有効なことがありますので，主治医にご相談下さい。

「しびれ」に対しては，こんな治療が行われます

　最も良い対策は，原因となる抗がん薬の投与中止ですが，がんに対する治療効果としびれによって失われる「生活の質」（この場合は「不便さ」）を天秤にかける必要があります。ただ，もし中止するなら早めにしないと，しびれの回復が期待通りに見込めません。治療効果と副作用については，患者さんの価値観が大きく影響します。症状は軽いうちから受診ごとに告げることも大切です。そして，何よりも医療者との対話が重要です。

6 がんによる苦痛や薬の副作用は和らげることができます

②薬を用いた治療による，色々な副作用への対策は万全です
⓫その他にも合併症を起こすことがあります

　抗がん薬治療の副作用としては，その他にも心臓，肝臓，腎臓の機能が落ちたり，薬剤性の肺臓炎などがあります。極めて稀とはいえ，中には生命に危険をおよぼすような重篤な副作用もありますので，使用する薬の特徴をよく知って，注意する必要があります。次頁の表も併せてご覧下さい。

独特な副作用を起こす免疫チェックポイント阻害薬

　免疫チェックポイント阻害薬の，ニボルマブ（オプジーボ®），ペムブロリズマブ（キイトルーダ®）は免疫機構に作用するタイプの薬です。そのため，頻度は低いのですが，この薬を使った患者さんに甲状腺機能低下や糖尿病，大腸炎など，これまでの抗がん薬ではあまりみられなかった副作用が現れることが報告されています。現れる時期も予想が難しいことから，この種の薬を使った治療は，是非，専門医のいる施設，設備の整った施設で受けられることをお勧めします。

治療中に異常を感じたら，すぐに主治医に相談を

　合併症の多くは軽微な自覚症状から始まります。採血など，検査で確認できるものなら医療者側も早期に判断して対応できますが，自覚症状については患者さんからの説明が頼りです。医療者の知らぬまま，患者さんが我慢すればするほど，重い副作用となって突然現れるという危険性が高くなります。ですから「軽い症状だから」とひとりで判断せず，どんなことでも医療者に伝えることが大切です。もちろんその症状が，がんや抗がん薬と全く関係がない場合も多々あります。でも，その判断は患者さんだけでするのではなく，医療者にも任せて頂けると，より安全な医療が行えると思います。

表　胃がん・大腸がんの治療に使われる主な抗がん薬で，よく現れる副作用・特徴的な副作用

(2019年2月現在)

薬剤名	注射/経口	胃がん	大腸がん	よく現れる副作用・特徴的な副作用
5-フルオロウラシル	注射薬	○	○	食欲不振，下痢，吐き気，嘔吐，倦怠感　など
ティーエスワン*	飲み薬	○	○	(好中球などの)血球減少，肝機能異常，食欲不振，下痢，吐き気，嘔吐，口内炎，味覚異常，色素沈着，倦怠感，発疹　など
カペシタビン	飲み薬	○	○	(好中球などの)血球減少，肝機能異常，食欲不振，下痢，吐き気，嘔吐，口内炎，味覚異常，色素沈着，倦怠感，発疹，神経毒性，蛋白尿　など
ユーエフティ*	飲み薬	○	○	肝機能異常，黄疸，食欲不振，吐き気，嘔吐，下痢，口内炎，腹痛，味覚異常，胸やけ，倦怠感，めまい，しびれ，色素沈着，発疹，脱毛，むくみ　など
シスプラチン	注射薬	○		吐き気，嘔吐，食欲不振，倦怠感，腎障害　など
オキサリプラチン	注射薬	○	○	吐き気，嘔吐，下痢，食欲不振，口内炎，倦怠感，疲労，末梢神経障害，しびれ，アレルギー　など
イリノテカン	注射薬	○	○	(好中球などの)血球減少，下痢，吐き気，嘔吐，食欲不振，腹痛　など
パクリタキセル	注射薬	○		脱毛，発疹，爪の障害，しびれ，疲労，吐き気，嘔吐，下痢，便秘，食欲不振，口内炎，筋肉痛，関節痛　など
アルブミン懸濁型(ナブ)パクリタキセル	注射薬	○		脱毛，倦怠感，吐き気，嘔吐，発疹，味覚異常，むくみ，下痢，便秘，食欲不振，口内炎　など
ドセタキセル	注射薬	○		脱毛，食欲不振，倦怠感，吐き気，嘔吐，下痢，口内炎，しびれ，肝機能異常　など
ロンサーフ*	飲み薬		○	吐き気，嘔吐，下痢，食欲不振，疲労，口内炎，腹痛，便秘，発熱，肝機能障害，味覚異常，脱毛
ホリナート	飲み薬			下痢，口内炎，食欲不振，吐き気，倦怠感，色素沈着，(好中球などの)血球減少　など
レボホリナート	注射薬	○	○	(好中球などの)血球減少，下痢，吐き気，嘔吐，食欲不振　など
トラスツズマブ	注射薬	○		頭痛，めまい，下痢，吐き気，嘔吐，食欲不振，便秘，高血圧，血管拡張，頻脈，疼痛，呼吸困難，咳，発疹，痒み，脱毛，爪の障害，筋肉痛，浮腫み，関節痛　など
ラムシルマブ	注射薬	○	○	腹痛，下痢，食欲不振，口内炎，高血圧，むくみ，疲労，頭痛
ベバシズマブ	注射薬		○	感覚障害(めまいなど)，食欲不振，吐き気，嘔吐，下痢，口内炎，蛋白尿，肝障害，高血圧，脱毛，皮膚変色，関節痛，眼障害，消化管穿孔，出血，傷が治りにくい　など
アフリベルセプトベータ	注射薬		○	(好中球などの)血球減少，頭痛，食欲不振，下痢，口内炎，感覚障害，高血圧，蛋白尿　など
セツキシマブ	注射薬		○	下痢，低マグネシウム血症，皮膚障害(ざ瘡様皮膚炎，痒みなど)，爪囲炎，注射時の過敏反応　など
パニツムマブ	注射薬		○	口内炎，皮膚障害(ざ瘡様皮膚炎，痒みなど)，爪囲炎，吐き気，嘔吐，下痢　など
レゴラフェニブ	飲み薬		○	下痢，食欲不振，口内炎，吐き気，発声障害，皮膚障害(ざ瘡様皮膚炎，痒みなど)，疲労，疼痛　など
ニボルマブ	注射薬	○		(好中球などの)血球減少，食欲不振，下痢，吐き気，疲労，糖尿病，甲状腺障害　など
ペムブロリズマブ※	注射薬	○	○	悪心，下痢，疲労，(好中球などの)血球減少，糖尿病，間質性肺疾患，甲状腺機能障害など

*の薬は合剤(複数の成分をひとつにまとめた薬)のため，商品名を示しました。
※の薬は「MSI-Hを有する固形がん(48頁参照)」にのみ適用となります。

6 がんによる苦痛や薬の副作用は和らげることができます

③治療中，不安な気持ちになったら，まずは誰かに相談しましょう

　不安な気持ちやつらい気持ちを抱えたときは，我慢せずに話せる人に話すことが大事です。真摯に話を聞いてもらうと気持ちも和らぎます。対話で気持ちのつらさを和らげることを，医療用語では「ケア」と呼びますが，実はこの聴き方（聞き方ではありません）には専門的な技術が必要です。

　医療職の中では，一般的に看護師や心理士がその技術に長けています。もちろん，ケア技術の高い薬剤師や医師もおります。しかし，限られた診療時間内ではなかなか満足に患者さんのお話が聴けません。また，精神腫瘍科という専門科もありますが，この科がある施設は全国的にも多くはありません。ですから，話しやすい医療者がいれば，まずその人に気持ちを打ち明けることが大事です。病院や施設ごとで担当の部門は違いますが，分からない時は，かかりつけの科の看護師にまず聞いてみて，適切な医療につなげてもらうことをお勧めします。

　日本では，「気持ちのつらさは医療の対象ではない」と思い込んで，我慢している方が多くおられます。でも，時にそれが裏目に出て，結果として治療を難しくしてしまう場合も結構多いのです。ご自身のこころが弱った時は，是非医療の力を求めて下さい。また，もっと情報が欲しい時や誰に相談したらいいか分からない時の相談窓口もあります。がん連携診療病院に設置されている「がん相談支援センター」がそれです。

不安な時，困った時は「がん相談支援センター」をご利用下さい

　「がん相談支援センター」は，施設によっては医療相談室，地域医療連携室，医療福祉相談室などと呼ばれることもあります。「がん相談支援センター」は，がんの診断や治療，その後の療養生活，さらには社会復帰と，生活全般にわたってがんに関する様々な相談を受け付けている窓口です。「がん相談支援センター」の相談員の多くは，がんについて詳しい知識を持つ看護師や，療養生活全般の知識が豊富なソーシャルワーカーです。これまであなたと同じような「困りごと」を持った方々を支え，力になってきた経験が豊富な人たちなのです。

　「がん相談支援センター」は，患者さんやそのご家族はもちろん，その地域に住まわれている方々なら誰でもがんに関する治療や療養生活全般，地域の医療機関などについて無料で相談することができます。がん連携拠点病院に通院していなくても（カルテがなくても）相談を受けることができます。但し，担当医に代わって治療をする場所ではありません。

　がん相談支援センターでできる相談とは，次頁の表のようなものです。困った時，どうかひとりで悩まずに「がん相談支援センター」のドアをノックして下さい。ご自身の住ん

表 「がん相談支援センター」に寄せられる「困りごと」や不安の例

①「私はがんかも知れない」
　・地域や会社でがん検診を受けたら,「要精密検査」と言われた。これは,がんということ？
　・検診で再検査の通知がきたが,「どこの病院」との指定がない。どこに行けばいいのだろうか？
　・具合が悪いような気がするが,まずがん検診？ それともこのまま病院に行った方が良い？

②「がんと診断されたが…」
　・がんの診断は分かったが,これから私はどうなるのか？ 可能性の話ばかりではっきりしない。
　・ステージのことは聞いたが,よく分からない用語が多くて結局どういうことかが分からない。
　・大変珍しいがんだと言われたが,今かかっている病院で治療して良いのだろうか？
　・主治医が忙しそうにしていて,質問するきっかけがつかめない。
　・私の今後の生活は？ これまで通りの生活ができるのだろうか？

③「私の治療はどのように行われるのだろう」
　・何度も何度も,なぜこんなにたくさんの検査が必要なのだろうか？ 検査はいつまで続くのか？
　・手術をすることになったが,どのくらいの入院が必要なのだろうか？
　・医師から複数の治療法を教えられ,決めるようにと言われたが,私には医学の知識がなく,決められない。
　・治療に関する詳しい情報を知ろうとインターネットで調べたが,全然分からない。
　・どの治療にもきつい副作用(合併症)があるようだが,他の治療法はないのか？
　・先進医療や,臨床試験を受けている人がいる。希望すれば私も受けられるのだろうか？
　・「標準治療」のことを知りたい。「標準」治療なのに,なぜ人によって違うのか？
　・セカンドオピニオンを受けたという人がいる。自分も受けられるのだろうか？

④「治療を始めてみたけれど」
　・手術をしてから不快な症状に悩まされている。
　・薬の副作用で,顔にひどい湿疹が出てきた。
　・私の使っている薬は髪の毛が抜けやすいらしい。どうしたらいいのか？
　・治療中の性生活や妊娠のこと,聞きにくくて困っている。
　・緩和ケアというものがあると聞いたが,どんな治療なのだろうか？

でいる地域のどこにあるかについては,国立がん研究センターのサイト「がん情報サービス」で調べることができます。

　　がん情報サービス：https://hospdb.ganjoho.jp/kyotendb.nsf/xpConsultantSearchTop.xsp

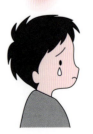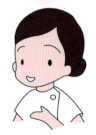

病院には,がん患者さんの色々な「困りごと」へのアドバイスができる「がん支援センター」があります。病気のことや,療養生活の悩みを解決しましょう。

7

「がんが消えたあの食品！」
　　　本当に信じていいの？

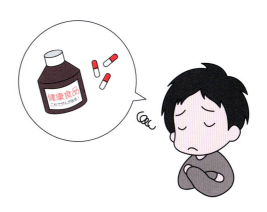

7 「がんが消えたあの食品！」本当に信じていいの？

①「代替医療」という言葉を知っていますか？

代替医療とは？

　現在，わが国の病院などで受けることのできる「医療」は，近代西洋医学の考え方に則って行われているものです。しかし，広い意味での「医療」には，西洋医学以外の考え方に基づいた治療法も含まれることになります。例えば伝統医学，自然療法，ホメオパチー，ハーブ（薬草），心身療法，芸術療法，音楽療法，温泉療法などの治療法などがこれにあたります。これらの方法は「代替医療（補完代替医療）」という名前で呼ばれています。

　代替医療をこのように広い意味で捉えると，がん患者さんの半数近くが何らかの代替医療を利用しているようです。具体的には，健康食品やサプリメントの利用が圧倒的に多いようです。海外では代替医療の本来の目的である，がんの症状やがん治療の副作用を軽くする目的での使用が多いのに対して，本邦はがんの進行抑制や直接の治療効果を期待して使用している方が多いと言われています。

抗がん治療効果の有効性は証明されておらず，保険も利きません

　代替医療の費用は，一部漢方や心療内科的処置を除くと，そのほとんどは保険適用となりません。自己負担になります。ご自分で必要と判断して使われている以上，経済的に無理がなければ基本的には問題はありません。

　ただ，これらの治療法にがんの進行抑制や直接の治療効果が本当にあるのかについては，医療者の立場からみればかなり疑問です。少なくとも，それらの治療法は抗がん薬治療や放射線治療，また外科的手術を凌駕する効果は決してありません。もし，それほどの効果が期待される治療であれば，医療者はみな真っ先に採用しています。

　医療者も患者さんやそのご家族と同じく，心の底から患者さんに良くなってもらいたいと思っています。しかし，代替医療の直接の抗がん効果は科学的に証明されていません（科学的に証明された場合は，すでにその時点で「代替医療」ではなく，「保険承認された通常医療」となりますから，当たり前と言えば当たり前です）。これから代替医療を利用しようと思われている方には，このことを是非知って頂きたいと思います。では，補完代替医療は何の役にも立たないということなのでしょうか？

代替医療は「心のよりどころ」になる

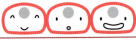

　繰り返しになりますが，代替医療は，保険承認されている通常医療に取って代わるものではありません。けれども，代替医療全てが否定されるものかといえば，そういうわけで

はありません。運動療法（リハビリ）や，病院で医師や看護師，栄養士が勧める栄養補助食品などは，補助的な医療としてその有効性が学術的に証明され，実際にがん医療の大きな一翼を担っています。問題なのは，代替医療と称した，「これでがんが消える」と謳う一部の高額な民間療法です。鍼灸やヨガ，運動療法など代替医療を患者さん自らの意思で行うことは，「治療」に参加しているという意味で，満足感，安心感が得られます。そして，このポジティブな考え方は，結果的に患者さんの受ける医療全体への満足度を上げ，同じ治療でも精神的に楽な気持ちで続けることができることもあります。代替医療を受けるポイントとしては，患者さん本人が望んでいること，そしてリーズナブルな値段でかつ安全なものである必要があります。

代替医療で思わぬ副作用が現れることも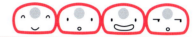

断食やら極端に偏った食事療法では，健康自体を害することがあります。また，薬理学的作用のある漢方薬などの中国医学，薬草，サプリメントのなかには，医師の処方する薬剤と同時に使用すると，大変好ましくない形で作用─治療効果が弱まったり，副作用が強く現れたり─することが少なからずあります。これには是非気を付けて頂きたいのです。使用する際には，医療者に内緒にするのではなく，是非知らせるようお勧めします。医師に話しておくことで，お互いの関係もより風通しの良いものになります。そして，何より患者さん自身が思わぬ副作用で苦しむことを防ぐのに役立つことでしょう。代替医療を正しく理解して利用されることを願っております。

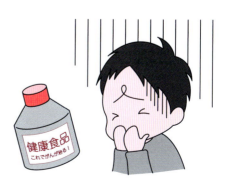

「健康になる」食品を食べただけだよ！
クスリじゃないのに，何で具合悪くなるんだ？

7 「がんが消えたあの食品！」本当に信じていいの？

② 「健康食品」という言葉を知っていますか？

健康食品とは？

　一口に「健康食品」と言っても，これには下図のように保健機能食品を含む広義のものと，国の認可のない狭義のものがあります。法律上の定義はありません。広く健康の保持増進に資する食品として販売，利用されるもの全般を指して「健康食品」といいます。

　国の制度としては国が定めた安全性や有効性に関する基準などを満たした「保健機能食品制度」があります。これは「お腹の調子を整えます」など特定の保健の目的が期待できる，あるいは国の定めた栄養成分が一定の基準を満たす場合，その栄養成分の機能を表示することができる制度です(ここまで厚生労働省のホームページを改変して引用)。ここでは狭義の健康食品についてお話します。

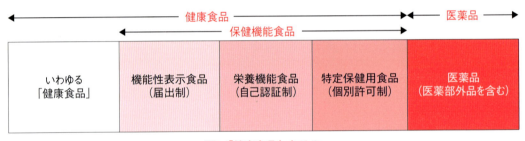

図　「健康食品」とは？

（狭義の）健康食品を使う場合，医師に相談しましょう

　「狭義の健康食品」は，前の項目で説明した「代替医療」あるいは「補完代替医療」の一部です。何らかの化学物質を食品として口から摂取し体内に吸収することになりますので，医師の使用する薬剤（こちらも化学物質です）と一緒に身体の中に入れると，抗がん薬の効果が弱まったり，副作用が強く現れたりするなど，思ってもみなかった症状が患者さん自身を苦しめる危険があります。いわゆる「飲み合わせ（食べ合わせ）が悪い」という現象です。是非，医師に「この食品・サプリメントを摂っている」と伝えて下さい。何らかの悪い状況が予想される場合はその健康食品を止めるようアドバイスできますし，始めてからもその健康食品の副作用がないかを通常診療と合わせてチェックしていくことができます。私は個人的には，患者さんが希望される時は，高額なものは避けるように，かつ薬局やドラッグストアで購入できるものを勧めています。そして，高額ならば，その分を旅行や美味しいものを食べることに使うよう勧めています。その方がどれだけすばらし

いことかをこれまでの診療でたくさん経験してきていますし，一方では店舗で購入できるもの以外は安全性が担保されていないことを思い知らされてきました。

健康食品でがんが治癒することはありません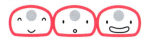

　がんが消えるか消えないかは患者さんにとって大きな関心事です。でも，健康食品だけでがんが治癒することはありません。確かに「健康食品」の中には，ひょっとすると将来医薬品として有用になる成分を含む食品も含まれているかもしれません。しかし常識的に考えれば，もしその食品に本当に抗がん作用があるのなら，全世界の科学者たちは競ってその物質を同定し，臨床試験を行い，国の機関による厳正な審査の下，とっくに保険適用が検討されているはずです。健康食品はそのような目的のものではありません。

ネット情報の「甘い言葉」にご注意を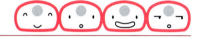

　「科学的なデータは一切公表していない」健康食品の広告が，世の中に氾濫しています。その中には，あたかもそれだけでがんが治るかのような印象を与える広告もあります。けれども，それほど効果のあるものならばすでに薬になっていると思って下さい。近年は，インターネットに膨大な「がん治療」についての情報が溢れています。しかしそこにある情報は玉石混交です。ネット情報はその膨大な情報量が強みである反面，嘘の情報も多く混じっているという欠点があります。「甘い言葉」よりも，「信頼できる提供元」の情報をきちんと選び，上手に利用して頂ければ幸いです。

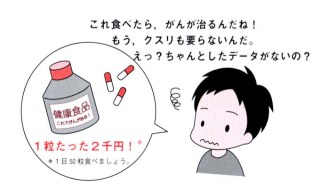

8

安全・安心な闘病期間を過ごすための知識

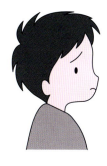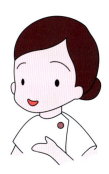

8 安全・安心な闘病期間を過ごすための知識

①在宅で，安心な治療を受けるためには？

在宅医療というシステムがあります

　がん医療は病院や診療所だけで行われるものではありません。在宅でもがん医療を受けることができます。在宅医療では，往診または訪問診療，訪問看護を受けることができます。往診は患者さんの体調が急に悪くなった時，連絡して診察に来てもらう診療で，訪問診療は，病院の外来通院のように事前に作成した計画に基いて行われる診療です。そして訪問看護は，医師の指示に基いて看護師や保健師らが患者さんを訪問します。

　在宅医療を担う中心的役割を果たしているのが，在宅療養支援診療所と在宅療養支援病院です。24時間連絡を受けられる医師か看護職員がいて，24時間体制で往診や訪問看護が可能なシステムが整えられています。また，他の医療機関とも連携をとって，必要な時は入院対応へつなぎ，そして地域の福祉サービスとも連携していて，それぞれの患者さんに適したサービスの紹介もしてくれます。

　在宅医療で受けられる医療内容は，専門的な疼痛管理と緩和ケアです。外科療法，放射線療法，抗がん薬治療といった積極的ながん治療は，専門の医療機関に受診する必要がありますが，積極的ながん治療を受けている間でも，がん疼痛に対する疼痛管理や種々の症状からくるつらさに対する緩和ケアを並行して診てもらうこともできます。

　そして，がんが進行して，積極的ながん治療を行わない方が良い状況になった時，体調が悪く身体が思うように動かなくなった時，1日の大半をベッドで過ごすようになった時でも，自宅で苦痛に対する治療を受けながら，自宅で生活を送ることができます。「住み慣れた自分の家で療養したい」，「これからの日々は，思い出深いわが家で自分らしく過ごしたい」という思いを医療者に伝えることが第一歩です。勝手に無理だと考えを押し込めないで，まずは話してみることが大切です。その地域の医療資源にもよりますが，在宅医療ではリハビリテーションから，人工呼吸管理のようなかなり専門的な治療まで行われています。従来は病室で行われていた医療行為が，自宅で行えるようになるのが在宅医療のメリットです。

在宅医療のメリット・デメリットは？

　在宅医療の一番のメリットは，住み慣れた環境で自分らしい普段の生活を送りながら療養できるという点です。自宅にいることでしか得られない患者さんとご家族の生活がそこにあります。長年過ごしてきた家の匂いは患者さんを安心させてくれるでしょうし，いつも家族が一緒にいるだけで気持ちも上向きになります。家族の作ってくれた食事やお孫さ

んがベッドのすぐ横で遊んでいる姿を見るということは幸福な人生の時間となることでしょう。家族の方々にとっても良い面はあります。入院では面会時間やら病室という狭い空間でできることも制限されますが，自宅では患者さんの傍にいつでもいることができますし，周囲を気にせずに思うことを思うだけ話すことも可能です。そうは言っても，十分な医療ではなくなるのではないかと心配されるかもしれません。けれども，がんの最期を自宅で迎える場合と病院で迎える場合とでは，生存期間にほとんど差はなく，むしろ自宅の方がやや長いという調査研究結果が報告されています。

　ただ，デメリットもあります。受け入れる家族の覚悟が必要になります。家族にそれなりの負担がかかる点は否定できません。食事や服薬の管理，着替えや排泄など家族の方々の手助けが必要なことはいろいろあります。また，急に体調が悪くなった時の不安もあることでしょう。それでもご家族に「自宅で過ごさせてあげたい」という強い気持ちがあれば，在宅医療に携わるスタッフらは，ご本人ご家族を全力でサポートします。担当するスタッフはプロフェッショナル集団ですので，安心して任せて頂きたいと思います。少しでも不安を取り除いたり，工夫して負担を少なくするためには，何回でも相談されると良いかと思います。

　そして，いざ在宅医療が開始されたあとでも，状況に応じて支援体制は適宜組み替えていくことになります。

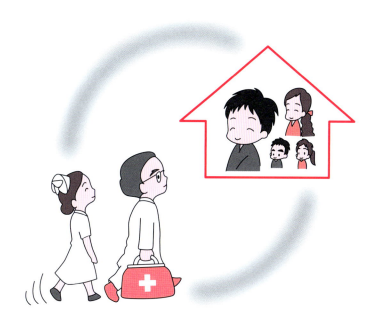

8 安全・安心な闘病期間を過ごすための知識

②主治医・医療機関と，どう連絡を取り合っていくか？

患者さんを中心とした医療連携が行われます

　がんに限ったことではありませんが，病気の治療をする場合，私たち医療者は，患者さんの体調が今どのような状態なのかを把握することが重要と考えています。病院や在宅医療を担当しない診療所勤務の医師には，実は患者さんやご家族がどのように自宅で過ごされているのかの情報についてを知るすべがありません。患者さんが元気に過ごされている時はほとんど問題になりませんが，一旦，体調を崩された患者さんに対してはとても重要な情報です。サポートしてくれる家族はいるのか，ご自宅にお風呂はあるのか，どんな冷暖房器具があるのか…等々挙げればきりがありません。在宅医療が始まると，自宅で過ごすのに問題となる点や，楽しい時間を過ごされるためのポイントなどの情報が，医療機関や医療者みんなで共有されます。ひとりの患者さんに関わる多職種の医療者みんなが，その中心―つまり患者さん―に目を向けて医療連携が行われ，必要とされる医療やサービスを展開していくことになります。

訪問看護師，訪問薬剤師による連携は太いパイプです

　訪問看護は，自宅療養や在宅介護をしている方の居宅を看護師などが訪問して，療養ケアや診療補助を行うサービスです。看護師が患者さんの生活の場を直接訪れることで，患者さんやご家族の方々の生の生活状況を受け止めて，生活環境の改善や問題点を専門的視点から提案することができます。医師は看護師からの報告・提案を受け，それに応じた指示を出すことで，患者さんに最も適した治療を行うことができます。また，訪問薬剤師が関わることで，お薬カレンダーへのセットや，残薬の整理はもちろん，内服などの状況を把握することで，不必要な処方も省くことができ，さらに医師は実際の体調に合わせた処方に変更することもできます。看護師や薬剤師などの専門職が関わることで，気がかりなことなどをさらにその専門職につなげていくこともできます。訪問看護師や訪問薬剤師は在宅医療を構成する太いパイプでもあります。

8 安全・安心な闘病期間を過ごすための知識

③実際に「在宅医療を受けよう」と思った時，どうしたらいいのか？

　在宅医療では様々なサービスを受けることもでき，患者さんやご家族にとってのメリットも大きいようです。では，そんな介護サービスの利用にはどのような手続きが必要なのでしょうか？

介護保険による在宅サービスを受けるためにすること

　40歳以上のがん末期の患者さんであれば介護保険が利用できます。介護保険は，高齢者（65歳以上の人）だけがサービスを利用できるものと思われがちですが，40〜64歳であっても，がん末期の患者さんであれば，介護保険による在宅サービスが利用できます。ここで言うがん末期とは，その時点での患者さんの状況で判断されることであり，抗がん薬治療を受けている方も対象となりますので主治医に相談してみるのも必要です。

　ここでは，要介護認定を受けるまでの流れについて説明します。在宅医療を希望される場合には，まずご自身あるいはご家族が市町村窓口に申請することから始まります。申請には，介護保険被保険者証が必要です。40〜64歳までの人（第2号被保険者）が申請を行う場合には，医療保険証が必要となります。

　申請後に市区町村などの調査員が自宅や施設などを訪問して，心身の状態を確認するための認定調査が行われます。市区町村は，主治医に主治医意見書を依頼し，記載して提出されます。この際，申請者の意見書作成料の自己負担はありません。調査結果および主治医意見書の一部の項目はコンピュータに入力され，全国一律の判定方法で要介護度の判定が行われます（一次判定）。そして，一次判定の結果と主治医意見書に基き，介護認定審査会による要介護度の判定が行われます（二次判定）。

　市区町村は，その判定結果に基き要介護認定を行い，申請者に結果を通知することになります。認定は要支援1，2から要介護1〜5までの7段階および非該当に分かれています。申請から認定の通知までは原則30日以内と，ある程度時間がかかることも知っておく必要があります。地域包括支援センターに今後の見通しを伝え，生活するうえで予測される不安な点などを予め相談しておくのが良いでしょう。

　介護（介護予防）サービスを利用する場合は，介護（介護予防）サービス計画書（ケアプラン）の作成が必要となります。「要支援1」「要支援2」の介護予防サービス計画書は地域包括支援センターに相談することになり，「要介護1」以上の介護サービス計画書は介護支援専門員（ケアマネジャー）のいる県知事の指定を受けた居宅介護支援事業者（ケアプラン作成事業者）への依頼となります。そして，依頼を受けた介護支援専門員は，患者さんがどのサービスをどう利用するか，ご本人や家族の希望，心身の状態を十分考慮して，

介護サービス計画書を作成します。その介護サービス計画書に基いて様々なサービスが利用できるようになるのです。詳細は分かりにくいかと思います。病院の社会福祉士あるいは担当する部署に相談するのが最もお勧めです。ケアマネジャーまで決まれば，介護や支援の必要性に応じたプランでサービスを受けることができます。

　ところでがん患者さんの場合，他の病気と違ってそれまで大丈夫だったのに急に悪くなって日常生活に支障が出ることがあります。このため，最初は要介護1か2の比較的低い介護度で認定される場合が多いようです。この場合でも，必要なサービスを上手に組み合わせればとても役に立ちます。さらに病状が進行悪化すると身体機能が衰えるため，介護度は高くなります。その際は，認定を再申請することでさらに多くの介護サービスを利用することができるようになります。

では，どのようなサービスがあるのでしょうか

　介護保険で利用できるサービスの種類と内容は様々です(下表)。訪問入浴や訪問看護，そして訪問リハビリのような自宅で受けられるサービス。デイサービスや通所リハビリのような，施設などに出かけて日帰りで行うサービス。ショートステイのような，施設などに宿泊しながら受けられるサービス。その他，訪問・通い・宿泊を組み合わせて受けられるサービスや，福祉用具の利用にかかるサービスなどがあります。よく利用するものに，福祉用具貸与があります。福祉用具貸与は，利用者が自宅で自立した日常生活を送ることができるよう，指定を受けた事業者が，適切な福祉用具を選ぶための援助・取り付け・調整などを行い，福祉用具を貸与します。福祉用具を利用することで日常生活上の便宜が図られ，家族の介護の負担軽減などにつながります。詳細はケアマネジャーと相談されると良いでしょう。

表　がん治療に関連する主な医療資源とは？

人的資源	医師
	薬剤師
	看護師
	診療放射線技師
	臨床工学技師
	臨床心理士
	管理栄養士
	介護福祉士
	精神保健福祉士
	社会福祉士（ソーシャルワーカー）
	医療情報管理士
物的資源	病院
	診療所
	保健所
	訪問看護ステーション
	老人保健施設
	特別養護老人ホーム

索 引

あ行

アセトアミノフェン ················· 59
アナフィラキシーショック ·········· 69
アレルギー体質 ····················· 69
アレルギー反応 ····················· 69
安全域 ······························ 52

胃がん ······························ 50
意思決定支援 ················· 20, 41
医師の常識 ·························· 12
痛み ··················· 28, 31, 43, 58
　──の情報 ························ 58
一般の常識 ·························· 12
遺伝子医療 ·························· 55
遺伝性大腸がん ····················· 48
イピリムマブ ······················· 48
イリノテカン ··················· 55, 63
医療費 ······························ 42
医療連携 ···························· 88
インフュージョンリアクション ······ 69

MSI（マイクロサテライト不安定性）
　···································· 48
　── -H ···························· 48
延命 ································ 20

往診 ································ 86
嘔吐 ································ 61
オーダーメイド医療 ················· 55
オキサリプラチン ··················· 74
悪心（吐き気） ······················ 61
オピオイド ·························· 59
オプジーボ®（ニボルマブ） ······ 48, 75

か行

介護サービス ······················· 89
介護保険 ···························· 89
外来化学療法室 ····················· 56
外来がん化学療法 ··················· 56
化学療法 ···························· 29
価値観 ························· 40, 42
合併症 ······························ 75
過敏性反応 ·························· 69
がん ································ 10
　──化 ····························· 11
　──拠点病院 ······················ 37
　──細胞 ····················· 10, 26
　──情報サービス ········· 16, 21, 78
　──相談サービス ·················· 37
　──相談支援センター ········· 37, 77
　──治療の目的 ···················· 20
　──の「名前」 ···················· 18
環境整備 ···························· 62
患者支援センター ·············· 37, 42
患者相談窓口 ······················· 37
患者力 ························· 12, 13
感染症 ······························ 60
緩和医療 ···························· 31
緩和ケア ···························· 86
緩和手術 ···························· 25

キイトルーダ®（ペムブロリズマブ）
　······························ 48, 75
気持ちのつらさ ····················· 77
局所療法 ···························· 29

苦痛 ··························· 31, 43

ゲノム……………………………55
下痢………………………………63
健康食品………………………80, 82
倦怠感……………………………64
原発巣……………………………18

高額医療費制度…………………42
効果のバロメーター……………67
抗がん薬治療……26, 29, 34, 35, 38,
　　　　　　　　　39, 42, 52, 54
　――の中止……………………29
　――の目的…………………29, 53
　――を行わない選択肢………30
口腔ケア………………………65, 72
好中球……………………………60
　――の減少……………………60
口内炎…………………………65, 71
心のよりどころ…………………80
姑息手術………………………24, 25
個別化医療………………………55

さ行

最善の治療法……………………16
在宅医療………………………86, 89
　――のデメリット……………86
　――のメリット………………86
サプリメント…………………80, 82

紫外線対策（UVケア）…………68
自覚症状…………………………52
失業保険…………………………42
しびれ……………………………74
CVポート……………………38, 56
しみ・色素沈着…………………68
社会的苦痛………………………44
集学的治療………………………19
自由診療………………………22, 49

主作用……………………………52
手術…………………………24, 34, 35
出血………………………………28
術後補助化学療法………26, 27, 53
症状緩和………………………20, 25
情報（がんに関する）…………15
初期症状…………………………70
食事の工夫………………………62
食欲不振…………………………65
神経ブロック……………………59
進行がん………………18, 19, 26
人工肛門…………………………25
浸潤…………………………11, 18
身体的苦痛……………………43, 44

スキンケア………………………67
ステージ（病期）………………19
ステロイド………59, 61, 64, 67, 69
スピリチュアルな苦痛…………44

生検………………………………18
精神的（心理的）苦痛…………44
制吐薬……………………………61
セカンドオピニオン……………22
セツキシマブ…………55, 68, 69
全人的苦痛………………………43
全身療法…………………………29

早期がん……………………11, 24

た行

対話…………12, 30, 39, 40, 53, 74
代替医療…………………………80
大腸がん…………………………50
体調管理…………………………62
ただれ……………………………68
脱毛………………………………66

――対策 ……………………… 66
だるさ ………………………………… 64

治験 …………………………………… 45
治癒 …………………………………… 20
　　――手術 ……………………… 24
中心静脈栄養 ………………………… 38
直腸がん ……………………………… 28
治療ガイドライン …………………… 21
治療中の異常 ………………………… 75
治療の目的 ……………………… 34, 36
治療法の選択 ………………………… 40
鎮痛薬 ………………………………… 59

つらさ ………………………………… 61

手足症候群 …………………………… 68
転移 ………………………… 11, 18, 50
　　――したがん ……………… 18
　　――巣 ……………………… 18

疼痛管理 ……………………………… 86
特徴的な副作用 ……………………… 76
トラスツズマブ ……………………… 55

な行

内視鏡手術 …………………………… 24

ニボルマブ（オプジーボ®） …… 48, 75

は行

吐き気（悪心） ………………… 31, 61
発熱性好中球減少症 ………………… 60
パニツムマブ …………………… 55, 68

非ステロイド性消炎鎮痛薬 ………… 59
非治癒手術 …………………………… 24

皮膚症状（障害） …………………… 67
病期（ステージ） …………………… 18
標準治療 ………………… 21, 39, 45
　　――ではない治療 ………… 22, 39

不安 ……………………………… 15, 77
腹腔鏡手術 …………………………… 24
副作用 …………… 27, 29, 36, 46, 49,
　　　　　　52, 54, 55, 56, 81, 82
プレシジョン・メディシン ………… 55
分子標的治療薬 ………… 54, 55, 67, 69
　　――による皮疹 …………… 68

ペムブロリズマブ（キイトルーダ®）
………………………………… 48, 75
便秘 …………………………………… 63

放射線治療 ………………… 28, 36, 59
訪問看護 ……………………………… 86
　　――師 ……………………… 88
訪問診療 ……………………………… 86
訪問薬剤師 …………………………… 88
保健機能食品 ………………………… 82
保険適用のない治療法 ……………… 49
発疹・発赤 …………………………… 67
骨への転移 …………………………… 28

ま行

マイクロサテライト不安定性（MSI）
………………………………………… 48
末梢神経障害 ………………………… 74

免疫チェックポイント阻害薬
………………………………… 48, 54, 75
免疫治療 ……………………………… 48

や行

薬草……………………………81

よく現れる副作用………………76
余命……………………………16

ら行

臨床試験…………………39, 45

――の段階…………………46
――のデメリット……………46
――のメリット………………45
リンパ球活性化療法……………49

老化……………………………11

わ行

ワクチン療法……………………49

あとがき

　QOLという言葉をご存知ですか？ 「Quality Of Life」という用語の略語なんですが,「生活の質」と訳されます。医療は「いのち」を扱う仕事です。がん医療に携わる私たちは, 目の前のがんを抱えた人（患者さん）のいのちを育て続ける手助けをします。その人の「いのち」とはその人の生活であり, 人生です。

　医療は患者さんの生活の質を向上させるためにあります。けれども, 向上させるべき「患者さんの生活」とは,「十人十色」の言葉通り, ひとりひとりで全く異なります。医療者の画一的な視点や方法で全て解決できるものではありません。個々の患者さんが大切にされているものも, 患者さんの数だけあることでしょう。ですから, 本来医療もこの多様性に応じていかなければならないのですが, 実際のところそれは大変難しい問題です。

　では, それを解決する方法は何かと言えば―

　患者さんひとりひとりが個別に満足できる医療を実現するためのカギは, やはり患者さんやご家族と, 医療者との「対話」ではないかと思います。そして, その「対話」をより円滑に行うためには, 患者さんからの発信力, いわば「患者力」も必要なのではないでしょうか？

　日々の臨床現場で多くの患者さんと接する中で, このような想いが膨らんでいき, 今回このような書籍を出版することになりました。今後も進歩し続けるだろう医療の流れの中で, 少しでも幸せな「いのち」が増えるよう願ってやみません。

　本書の制作にあたっては, 弘前大学大学院医学研究科腫瘍内科学講座の教室員である, 高畑武功講師, 斎藤絢介助手, 陳　豫医員に下書きを手伝ってもらいました。また, イラストは鳴海夏子氏に描いてもらいました。その他, 粟津朱美氏, 青木広美氏, 高谷真吏絵氏, 高松真紀氏, 岡野　聡氏, 佐藤誠人氏に医師以外の職種の視点でご意見を頂きました。さいごに, 本の企画から出版までものすごい熱意で支えて下さった株式会社ヴァンメディカルの原田裕史氏には最大級の感謝を述べたいと思います。

2019年2月
弘前大学大学院医学研究科腫瘍内科学講座
佐藤　温

著者略歴

佐藤　温（さとう　あつし）

1963年東京都文京区生まれ。幼少学童期は千葉と東京で過ごし，琉球大学医学部医学科入学。沖縄では「命どぅ宝（ぬちどぅたから）」から「いのち」を学び，「なんくるないさぁ」が座右の銘になる。卒業後は昭和大学医学部医学研究科大学院で医学博士を修得。その後は消化器内科医として抗がん薬治療を専門に臨床に従事する。昭和大学病院及びその関連病院で25年を送り，2012年に弘前大学教授となる。医療では「学ぶことはすべて患者さんから」につきると思っている。医療を通じてしあわせな社会作りを自然豊かな青森から提言していきたい。

胃がん・大腸がん
一緒に考えましょう，あなたの治療

定　価（本体1,800円＋税）

2019年3月10日発行

著　者　佐藤　温
発行者　伊藤秀夫

発行所　株式会社　ヴァンメディカル

〒101-0051　東京都千代田区神田神保町2-40-7　友輪ビル
TEL 03-5276-6521　FAX 03-5276-6525
振替口座　00190-2-170643

ⒸAtsushi Sato 2019 Printed in Japan

印刷・製本　三報社印刷株式会社
ISBN978-4-86092-135-4 C0047

・本書に掲載する著作物の複製権・上映権・譲渡権・公衆送信権（送信可能化権を含む）は株式会社ヴァンメディカルが保有します。
・JCOPY ＜（社）出版者著作権管理機構　委託出版物＞
・本書の無断複製は著作権法上での例外を除き禁じられています。複製される場合は，そのつど事前に，（社）出版者著作権管理機構（電話03-5244-5088，FAX 03-5244-5089，e-mail : info@jcopy.or.jp）の許諾を得て下さい。